rororo sport –

Herausgegeben von Bernd Gottwald

Sabine Letuwnik / Jürgen Freiwald

Bodytrainer für Männer: BAUCH

Mit Fotos von Horst Lichte

Rowohlt
rororo

4. Auflage August 2000

Originalausgabe
Veröffentlicht im Rowohlt Taschenbuch Verlag GmbH,
Reinbek bei Hamburg, Februar 1995

Umschlaggestaltung Peter Wippermann / Jürgen Kaffer
(Foto: Transglobe Agency – Tom Jacobi)
Layout Stefan Kopanski
Satz Sabon und Frutiger PostScript Linotype Library,
Apple Macintosh/QuarkXPress 3.31
Druck und Bindung Clausen & Bosse, Leck
Printed in Germany
ISBN 3 499 19438 4

Inhalt

Vorwort

Eine gute Figur gehört heute zum Bild des Mannes. Viele Männer haben jedoch Figurprobleme. Diese beginnen fast immer beim Bauch, der Schwachstelle der männlichen Anatomie. Vom straffen Bauch und einer schlanken Taille können viele Männer nur träumen – selten kommt jemand als Adonis zur Welt. Aber für einen gesunden und schönen Körper kann man etwas tun. Man kann gezielt seinen Lebensstil ein wenig verändern und ein spezielles Figurprogramm in Angriff nehmen.
Viele Männer sind privat und beruflich stark eingespannt. Selbst wenn gute Vorsätze vorhanden sind, scheitert die Durchführung geeigneter Programme häufig an der mangelnden Zeit. Dieses Buch bietet die Möglichkeit, sich zu Hause ein individuelles Programm zusammenzustellen, das wenig Zeit kostet und schnell Erfolge bringt.
Der **Bodytrainer** Bauch ist ein spezielles Figurtraining für den Mann und seine Problemzonen. Obwohl es sich in erster Linie um ein spezielles Training der Problemzonen handelt, wollen wir Ihnen darüber hinaus Tips zur persönlichen Fitneß- und Lebensplanung geben. Betrachten Sie die Durchführung des **Bodytrainer**-Programms als angenehme Freizeitgestaltung, gewinnen Sie eine positive innere Einstellung zu den Übungen.
Obwohl Sie täglich nur ca. 15 Minuten für eine bessere Figur investieren müssen, sollten Sie diese Zeit fest in Ihren Tagesablauf einplanen. Wenn Sie nicht gern allein üben, dann tun Sie sich mit einer Freundin oder einem Freund zusammen. Halten Sie sich an die vorgesehenen Termine, sonst kommt Ihnen immer etwas dazwischen.

Danken möchten wir Firma Reebok für die Ausstattung unseres Fotomodells Dr. Martin Klinke, der die Übungen für Sie demonstriert. Ebenso danken möchten wir Horst Lichte, der die Übungen wieder einmal ins rechte Licht rückte.

Viel Spaß und Erfolg wünschen
Sabine Letuwnik und Jürgen Freiwald

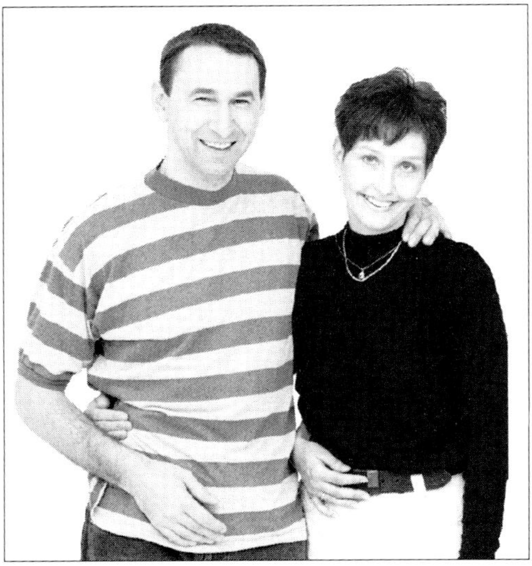

Fitneß, Figur und Wohlbefinden

Körper und Geist

Das **Bodytrainer**-Programm ist *aktive Körperpflege*. Mit dem **Bodytrainer** pflegen Sie Ihren Körper, dessen Erscheinung die Nahtstelle zur Außenwelt ist. Sein Aussehen bestimmt oft den ersten Eindruck Ihrer Mitmenschen von Ihnen.

Figur- und Fitneßprobleme haben klar erkennbare Ursachen. Unser Leben ist von Bewegungsarmut und oft sehr einseitigen Bewegungsabläufen – ob im Alltag oder im Beruf – gekennzeichnet. Im gleichen Maße, wie in der heutigen Lebensumwelt die körperlichen Beanspruchungen abgenommen haben, haben sich die psychischen Anforderungen deutlich erhöht. Das Verhältnis zwischen persönlicher Beanspruchung und Belastbarkeit verschiebt sich zunehmend in Richtung Beanspruchung. Bei abnehmender Belastbarkeit kommt es zu Überforderungen.

Obwohl allgemein bekannt ist, daß sich die individuelle Belastbarkeit u. a. durch Training steigern läßt, hat sich das Freizeitverhalten zunehmend in Richtung Nichtstun bzw. passiv-konsumierender Lebensstil verschoben. Die Folge einer solchen Lebensführung zeigt sich in mangelnder Fitneß und Leistungsfähigkeit. Viele Menschen sind weder in der Freizeit noch bei der Arbeit belastbar. Schon kleinste alltägliche Anstrengungen wie z. B. Treppensteigen lassen sie aus der Puste kommen. Instinktiv vermeidet man dann solche Beanspruchungen, z. B. durch die Benutzung eines Lifts, was dann natürlich wieder eine verpaßte Gelegenheit ist.

Mit abnehmender Fitneß verändert sich die Figur. Beim Mann zeigt sich immer wieder, daß die bevorzugte Problemzone der Bauch-, Taillen- und Hüftbereich ist; in diesem Bereich setzen sich Fettpolster an.

Es ist klar, daß jeder Mensch unterschiedliche Anlagen hat und nur im Rahmen dieser Anlagen trainierbar ist. Der eine hat eine mehr, der andere eine weniger athletische Figur. Trotzdem: Kein Mann hat von Natur aus einen Bauch mitbekommen. Das Ziel kann nur heißen: Fett weg – und das ist für jeden Mann realistisch! Denn: Ist man erst mal mit seiner Figur unzufrieden, leidet auch das Selbstbewußtsein, ein Teufelskreis entsteht, der nur schwer zu durchbrechen ist.

Teufelskreis: Passivität – mangelnde Fitneß – schlechtere Figur

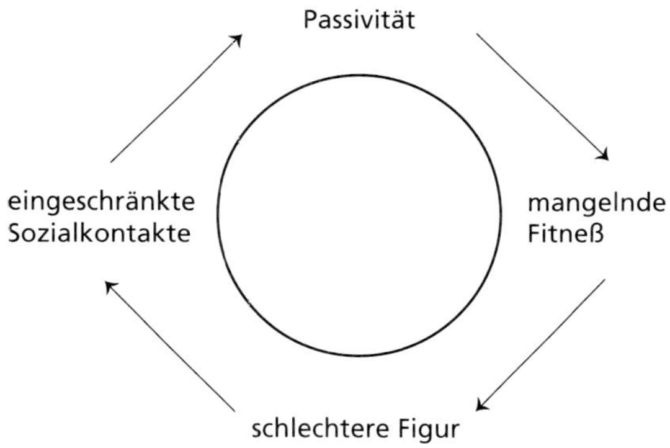

Die Lösung heißt: Fitter sein!

Während man früher unter Fitneß eher die körperliche Leistungsfähigkeit verstand, faßt man heute den Begriff Fitneß weiter. Fitneß ist ein ganzheitlicher Prozeß, er bezieht Seele und Körper ein. Fitneß beginnt im Kopf – die richtige mentale Einstellung ist wichtig. Ein gesunder Geist läßt Sie von innen heraus schön sein und Selbstbewußtsein entwickeln, das nach außen, auf Ihre Umwelt und Ihre Mitmenschen ausstrahlt. Fitneß macht sich nicht nur an einer guten Figur fest. Geistige und körperliche Fitneß verbessert Ihre Ausstrahlung; Sie nehmen sich selbst positiver wahr, genauso wie Ihre Umwelt Sie positiver wahrnimmt, wenn Sie selbst sich fit fühlen.
Ganzheitlich fit zu sein sollte sich zur Lebensphilosophie entwickeln, denn fitte Menschen haben mehr Spaß, sie leben, lieben, reisen und arbeiten intensiver.

So verwöhnen Sie sich

Gesundheit, Fitneß, eine gute Figur und Lebensfreude im Zusammenspiel sind Garanten für das persönliche Wohlbefinden. Um diese Ziele zu erreichen, müssen Sie Ihr Lebensregime gezielt planen.
Zur Entwicklung einer ganzheitlichen Fitneß gehören sowohl Phasen der geistigen und körperlichen Beanspruchung als auch Entlastung. Beide Phasen sind für die Entwicklung von körperlicher und geistiger Fitneß von gleichberechtigter Bedeutung. Planen Sie nicht nur konsequent Ihre Belastungs-, sondern auch Ihre Ruhephasen. Bedenken Sie, daß Sie während der Phasen der Belastung *körperliche und geistige* Energien verbrauchen. Die Energien werden in den Phasen der Entlastung wieder aufgebaut. Dieses Wissen um die Bedeutung der Ruhephasen ist wichtig, sollen Freizeitsport und spezielle Trainingsprogramme wie der **Bodytrainer** nicht zusätzlichen Streß verursachen. Gehen Sie die sportlichen Aktivitäten nicht verbissen an; haben Sie auch den Mut und die Muße zur Entspannung.
Menschen, die sich selbst mögen, pflegen sich. Nur wer sich selbst leiden kann, ist bereit, auch von anderen geliebt zu werden. Körper, Geist und Seele müssen eine Einheit bilden. Sich zu pflegen heißt, auch mal seine Seele baumeln zu lassen:

- Für die Phase des Aufbauens geistiger und körperlicher Energien ist ausreichender Schlaf von größter Wichtigkeit. Unausgeschlafene Menschen erkennt man von weitem an ihrer fehlenden positiven Ausstrahlung.
- Setzen Sie sich in ein Straßencafé, seien Sie auch mal so richtig faul.

- Verwöhnen Sie Ihren Geist mit anregenden Gesprächspartnern, einem guten Buch, dem Hören Ihrer Lieblingsmusik.
- Genießen Sie allein, zu zweit oder in Ihrem Freundeskreis ein gutes Essen – und das ganz ohne schlechtes Gewissen!
- Achten Sie auf Ihre Kleidung. Ein gepflegtes Aussehen steht in einer Wechselbeziehung zu Ihrer Persönlichkeit. Ein gepflegtes Aussehen wirkt sowohl auf Ihre Umwelt als auch auf Ihr Selbstbewußtsein!
- Pflegen betrifft aber auch die Körperpflege – verwöhnen Sie sich und Ihre Mitmenschen mit einem guten After-shave oder Eau de Cologne.
- Gehen Sie in ein Thermalbad und/oder Whirlpool, saunieren Sie, spüren Sie im Winter die wohltuenden, positiven Wirkungen eines Solariums.
- Lassen Sie sich massieren. Besonders eine Bindegewebsmassage kann das Figurprogramm gut ergänzen; aber auch entspannende Ganz- und Teilkörpermassagen tun Seele und Körper gut.
- Lernen Sie spezielle Formen der Entspannung. Belegen Sie z. B. einen Kurs in Entspannungsverfahren, lernen Sie Techniken, um sich zu entspannen (autogenes Training, Yoga, Tai-Chi, Feldenkrais, u. a.).

Was Sie zusätzlich tun können

Die Durchführung des **Bodytrainer**-Programms wird Ihnen helfen, einen aktiveren Lebensstil zu finden. Nach nur wenigen Wochen werden Sie über das **Bodytrainer**-Programm hinaus aktiv sein wollen. Wenn das Workout erst mal so selbstverständlich ist wie das tägliche Zähneputzen, dann kann man es sehr gut durch weitere sportliche Aktivitäten ergänzen.
Besonders zu empfehlen sind Aktivitäten, die zu einer verbesserten Ausdauer führen. Man weiß, daß ein Training der Ausdauer die Risiken der Herz- und Gefäßerkrankungen günstig beeinflußt. Diese Erkrankungen sind in den Zivilisationsgesellschaften nach wie vor der Killer Nr. 1. Ebenso wird Streß, ein weiterer Hauptrisikofaktor für Herz-Kreislauf-Erkrankungen (Herzinfarkt!), durch ein Ausdauertraining merkbar reduziert. Streß schwächt die Immunabwehr und macht für viele Krankheiten anfällig.

Besonders empfehlenswerte Ergänzungssportarten für den **Bodytrainer** sind:

- aktives Gehen (Walking)
- Wandern
- Laufen (Jogging)
- Radfahren (Mountainbiking, Trekking, Touring)
- Schwimmen

Einige Tips: Grundsätzlich sollten Sie alle Ergänzungssportarten in einer ansprechenden Umgebung ausüben. Wenn Sie nicht unbedingt das Alleinsein suchen (auch das kann wichtig sein!), führen Sie die Ergänzungssportarten gemeinsam mit Freunden durch. Laufen Sie im Wald bzw. in freier Natur, wählen Sie für das Radfahren eine reizvolle Gegend.

Beim **Laufen** sollten Sie sich jederzeit mit dem Partner unterhalten können, dann befinden Sie sich im günstigen Belastungsbereich. Wenn Sie allein unterwegs sind: Laufen Sie spielerisch, ohne Leistungsstreß. Orientieren Sie sich instinktiv an der eigenen Leistungsfähigkeit. Nehmen Sie sich keine Zeiten oder Kilometerleistungen vor. Legen Sie Gehpausen ein, wenn es Ihnen danach ist. Beenden Sie den Lauf, bevor er quälend wird! Sie werden über Ihre eigene Leistungsfähigkeit erstaunt sein und sich an den raschen Leistungsfortschritten freuen!

Das gleiche gilt für das **Radfahren**. Unternehmen Sie Radtouren durch reizvolle Landschaften. Falls Sie zu mehreren unterwegs sind, unterhalten Sie sich, kehren Sie ein. Auch ein Bier ist erlaubt, lassen Sie sich abends wohlig-müde ins Bett fallen...

Besonders empfehlenswert ist die Kombination der Sportarten **Laufen, Radfahren** und **Schwimmen**. Absolvieren Sie einen kleinen Triathlon. Verteilen Sie die jeweiligen Disziplinen auf mehrere Tage. Jede Woche eine halbe Stunde Laufen und Schwimmen sowie eine Stunde Radfahren.

Ein Wort zur Ernährung

Um Ihre Traumfigur zu erreichen, sollten Sie sich darüber im klaren sein, daß körperliche Übungen allein nicht genügen. Indem Sie abnehmen, können Sie das **Bodytrainer**-Programm gut unterstützen. Die Figur ist im wesentlichen durch die Nahrungsaufnahme und den Nährstoffverbrauch (Kalorienbilanz) zu beeinflussen. Nehmen Sie mehr Kalorien zu sich, als Sie verbrauchen können, werden Sie unweigerlich zunehmen.

Denken Sie daran, daß Fett etwa doppelt so viele Kalorien hat wie Kohlenhydrate oder Eiweiße. Während die Speichermenge von Kohlenhydraten und Eiweißen im Körper begrenzt ist, können die Fettdepots fast unendlich wachsen. Anfangs setzen die Fettpolster vorwiegend an den bekannten Stellen Bauch-Taille und Hüfte an, später zunehmend am gesamten Körper.

Fett wird dadurch abgebaut, daß Sie z. B. durch sportliche Übungen einen erhöhten Energieverbrauch haben, aber gleichzeitig der Energiebedarf aus der zugeführten Kalorienmenge nicht gedeckt werden kann. Dann werden Fette aus dem Fettgewebe gelöst und zu Energie zerlegt: Sie nehmen ab! Diesen Prozeß in Gang zu setzen, eignet sich ganz besonders das **Bodytrainer**-Programm.

Parallel zum Übungsprogramm sollten Sie auf eine gesunde und ausgewogene Ernährung achten. Sie sollte fettarm sein und ausreichend Vitamine, Mineral- und Ballaststoffe enthalten.

Nahrungsmittel mit einem hohen Anteil an Kohlenhydraten sind nährstoffreich und enthalten die für die Verdauung so wichtigen Ballaststoffe. Darunter fallen alle Obst- und Gemüsesorten sowie Getreideprodukte (Vollkornbrot, ungeschälter Reis, u. a.). Essen Sie

Müsli mit frischem Obst, (Mager-)Milchprodukte, Joghurt, Salate! Wer gerne Fleisch ißt, kann mageres Geflügel oder Fisch auf den Speiseplan setzen.
Vermeiden Sie fette Wurst, fetten Käse, fettes Fleisch, speziell Schweinefleisch.
Essen Sie mit Appetit und Genuß! Schlingen Sie das Essen nicht, essen Sie langsam, kauen Sie oft – die Sättigung tritt immer mit einer zeitlichen Verzögerung ein. Wer schnell ißt, vertilgt immer zu viele Kalorien. Kaufen Sie qualitätsbewußt ein; gönnen Sie sich auch mal etwas Exklusiveres; verzehren Sie weniger, dafür jedoch mit verstärktem Genuß.
Viele Menschen, die mit ihrer Figur nicht zufrieden sind, vergessen, daß auch in Getränken viele Kalorien enthalten sind. Ob sie nun den Kaffee mit mehreren Zuckerstückchen versüßen oder auf das abendliche Bier nicht verzichten wollen, durch kalorienarme oder -freie Getränke können Sie eine ganze Menge Kalorien sparen!
In Kombination mit der Veränderung Ihrer Eß- und Trinkgewohnheiten können Sie durch das **Bodytrainer**-Programm gezielt Einfluß auf Ihre Figur nehmen. Übungen mit hohen Wiederholungszahlen und leichten bis mittleren Widerständen, wie sie angeboten werden, hemmen erfahrungsgemäß den Appetit. Legen Sie Ihre Übungen ein bis maximal zwei Stunden vor die übliche Essenszeit. Sie werden über Ihren gezügelten Appetit staunen. Oder Sie lassen das Essen auch einmal ausfallen und legen das **Bodytrainer**-Programm auf den Zeitpunkt einer Mahlzeit, es lohnt sich!

Das Bodytrainer-Programm für den Bauch

So funktioniert's

Wenn Sie die **Bodytrainer**-Übungen in diesem Buch regelmäßig durchführen, werden Sie *dauerhaft* eine verbesserte Figur haben. Die Übungen sind wissenschaftlich fundiert und kein Modetrend, wie er immer wieder aus den USA kommt.

Das **Bodytrainer**-Programm ist auf bestimmte Zonen Ihres Körpers ausgerichtet, das Gewebe soll gestrafft werden. Ob an den Armen, der Brust, dem Bauch oder dem Gesäß – immer liegt Muskulatur unter dem Bereich, den Sie am liebsten verändern möchten. Wenn Sie diese Muskulatur gezielt trainieren, verlieren Sie an Körperfett. Parallel dazu werden Ihre Muskeln kräftiger. Nach einigen Übungseinheiten nimmt Ihre Muskulatur zu, das Fettgewebe weiter ab. Ihre Figur wird durch den höheren Anteil an Muskulatur und den geringeren Anteil an Körperfett straffer.

Neben den Übungen für Bauch und Taille sind auch einige Übungen für den Rücken aufgeführt. Sie sind ein unverzichtbarer Bestandteil des **Bodytrainer**-Programms, denn sie entwickeln die korrekte Körperhaltung und beugen im Verbund mit den anderen Übungen für Bauch, Hüfte und Taille Rückenbeschwerden vor, die oft entstehen können, wenn man für den Bauch zuviel des Guten tut.

Außerdem ist eine gute Haltung ein wesentlicher Faktor für eine gute Figur.

Die **Bodytrainer**-Übungen sind *schonend* und *effektiv*. Im Gegensatz zu gehaltenen Übungen, die mit nur geringen Bewegungsausschlägen arbeiten, werden die Bewegungen dieses Programms weiträumiger und dynamisch-kontrolliert durchgeführt.

Dies hat mehrere Vorteile:

- Der Kalorienverbrauch ist bedeutend höher als bei gehaltenen Übungen.
- Das richtige Funktionieren Ihrer Gelenke wird langfristig sichergestellt, die Gelenke werden besser belastbar.
- Beim Üben sollten Sie jederzeit ruhig und gleichmäßig atmen. Dies ist bei gehaltenen Übungen oder bei Übungen mit nur geringem Bewegungsausschlag nicht immer möglich.
- Durch die Ausrichtung der Übungen auf die Zonen, die Sie ganz besonders formen wollen, lassen Sie unnötige Übungen weg, sparen Zeit und üben äußerst effektiv.

Wie Sie sehen können, hat das **Bodytrainer**-Programm handfeste Vorteile. Machen Sie mit, und lassen Sie sich durch Ihre Erfolge überzeugen!
Erfolge für die Formung von Bauch und Taille können Sie nur dann erzielen, wenn Sie täglich mindestens **15 Minuten** üben. Ebenso wichtig wie die Häufigkeit der Übungen ist es, dauerhaft, durchgängig über mehrere Wochen und Monate zu üben. Hier ist tatsächlich einmal keinmal.
Schon nach nur kurzer Zeit, meist nach nur ein oder zwei Übungssequenzen, fühlen Sie sich **wohler und straffer**, denn durch das **Bodytrainer**-Programm erhöht sich innerhalb kürzester Zeit der Spannungszustand der Muskulatur, der sogenannte Tonus. Dies führt spontan zu einem besseren Wohlbefinden.
Meßbare Zuwächse Ihrer **Fitneß** können, abhängig von Ihrem konditionellen Zustand, schon nach einer Woche festgestellt werden. Erste positive, sicht- und meßbare Ergebnisse einer verbesserten Figur können Sie nach zwei bis sechs Wochen verzeichnen. Sie müssen nur ‹dranbleiben›.

Das **Bodytrainer**-Programm soll Ihnen helfen, Gesundheit und Wohlbefinden zu entwickeln; es werden Ihnen keine Maximalleistungen abgefordert. Das Programm wird um so erfolgreicher sein, je mehr Sie *qualitativ* trainieren. Trainingsprogramme sind fast immer zum Scheitern verurteilt, wenn der Kopf dem Körper ohne gegenseitige Absprache das Leistungspensum vorgibt. Hören Sie in Ihren Körper hinein – nehmen Sie ihn und seine Signale wahr, und richten Sie sich nach Ihren Empfindungen. Nehmen Sie die Trainingspläne als Rahmenrichtlinie für Ihr Training. Trainieren Sie trotzdem wie ein Kind nach Lust und Laune – mal mehr, mal weniger, mal längere Pausen, mal kürzere Pausen:

- Sind Sie heute leistungsbereit – fällt Ihnen das Pensum leicht? → Machen Sie einige Wiederholungen oder Übungen mehr.
- Fühlen Sie sich heute schlapp und müssen sich quälen? → Geben Sie Ihrem Körper nach, reduzieren Sie das heutige Training, oder brechen Sie es ab!

Jeder Mensch hat Schwankungen seiner Leistungsfähigkeit. Die Schwankungen sind von vielen Faktoren abhängig. Ein Faktor ist der sogenannte Biorhythmus. Er funktioniert wie eine innere Uhr. Sie sollten diese Uhr beachten. Gibt es Zeiten, zu denen Sie sich grundsätzlich fit fühlen? Gibt es andererseits Zeiten, zu denen Sie sich immer antriebsschwach und schlapp fühlen? Viele Menschen haben am frühen Nachmittag ein Leistungstief, während sie sich am frühen Abend fitter fühlen. Beziehen Sie Ihren persönlichen Biorhythmus in Ihre Trainingsplanung ein, trainieren Sie zu Ihren fitten Zeiten!
Mit einer verbesserten Fitneß wird sich Ihre Gesundheit vervollkommnen und stabiler werden. Gesundheit ist nicht nur auf Ihre körperliche Verfassung zu beziehen. Gesundheit bedeutet ebenso auch Wohlbefinden in seelischer und sozialer Hinsicht. Das **Bodytrainer**-Programm wirkt sowohl auf körperliche als auch auf seelische Funktionen positiv. Schon nach wenigen Wochen werden Sie die folgenden Effekte des **Bodytrainer**-Programms bei sich selbst verspüren, wenn Sie regelmäßig trainieren.

Effekte des *Bodytrainer*-Programms

- ❑ Formung der Bauch-Taillen- und Hüftregion
- ❑ Linderung von Rückenbeschwerden
- ❑ verbessertes Allgemeinbefinden
- ❑ verbessertes Körperbewußtsein
- ❑ geringere Depressionsneigung, geringere Unruhe
- ❑ emotionale Ausgeglichenheit
- ❑ tiefer, erholsamer Schlaf
- ❑ verbessertes Sozialverhalten
- ❑ verbesserte Konzentrationsfähigkeit
- ❑ verbesserte Streßbewältigung
- ❑ verminderter Konsum von Alkohol und Medikamenten
- ❑ bewußteres Ernährungsverhalten
- ❑ vermindertes (Über-)Gewicht, Fettabbau
- ❑ Senkung des Fettspiegels im Blut
- ❑ verminderte bzw. ausbleibende Streß- und Spannungskopfschmerzen
- ❑ gestärkte Widerstandskraft gegenüber Krankheiten
- ❑ verbesserte Verdauungstätigkeit

Einige Fragen, bevor Sie beginnen

Wie alt sind Sie?

Wenn Sie dreißig Jahre oder jünger sind und sich als gesund und sportlich aktiv einstufen, dann können Sie sofort starten.
Wenn Sie über dreißig Jahre alt und gesund sind, sollten Sie es langsam angehen lassen; besonders dann, wenn Sie in den letzten Jahren keinen Sport getrieben haben. Beginnen Sie zuerst mit Stufe 1. Erst wenn Sie es problemlos schaffen, wählen Sie Stufe 2.
Wenn Sie untrainiert und über vierzig Jahre alt sind, sollten Sie sich vor Aufnahme des Übungsprogramms bei Ihrem Hausarzt bezüglich Ihrer Gesundheit rückversichern.

Sind Sie gesund?

Wenn Sie an Krankheiten leiden, an akuten oder schon länger zurückliegenden Verletzungen oder wenn Sie organische oder orthopädische Schäden haben, dann sollten Sie unabhängig von Ihrem Alter vor Aufnahme der **Bodytrainer**-Übungen den Arzt befragen. Der Arzt kann Empfehlungen aussprechen, ob Sie z. B. einige Übungen bevorzugt einsetzen bzw. andere Übungen aus dem Programm streichen sollten.

Sind Sie Anfänger oder schon Fortgeschrittener?

Als Anfänger sollten Sie auf jeden Fall mit dem Programm der Stufe 1 beginnen. Wenn Sie es locker schaffen und ohne folgende Beschwerden (Muskelkater) überstehen, dann können Sie sich schon etwas mehr zumuten und zur Stufe 2 wechseln.

Sind Sie übergewichtig?

Wenn Sie (noch) übergewichtig sind, sollten Sie besonders darauf achten, daß Ihr Rücken während der Übungen angespannt ist. Anfangs sollten Sie Sprünge vermeiden; ganz besonders Sprünge auf einem Bein. Ihre Gelenke werden sonst in kurzer Zeit von den ungewohnten Bewegungen, aber auch durch Ihr hohes Gewicht bedingt, überlastet sein und zu schmerzen beginnen.
Messen Sie sich nicht mit den ganz schlanken Personen. Um einige Kilo zuviel an Gewicht zu bewegen, ist eine deutlich höhere Leistung vonnöten als bei einem sehr schlanken Menschen. Da Sie gewichtsbedingt mehr leisten müssen, kommen Sie leichter aus der Puste. Strengen Sie sich, ohne falschen Ehrgeiz, trotzdem kräftig an. Setzen Sie auf die Zeit, auf die sich zunehmend entwickelnde Fitneß und die angestrebten Gewichtsverluste.

Die Übungssequenz: Warm-up – Bodytrainer – Cool-down

Eine sportliche Übungssequenz ist dreigeteilt. Das **Bodytrainer**-Programm beginnt immer mit den vorbereitenden Übungen (Warm-up). Daran schließt sich das eigentliche **Bodytraining** an, das in den Ausklang übergeht (Cool-down).

- Das *Warm-up* dient der Einstimmung auf die künftige Belastung. Der Organismus wird ‹eingepegelt›. Steigern Sie nur langsam die Belastungen, fordern Sie sich am Anfang einer Übungssequenz nicht zu stark, denn sonst wird schnell die Ermüdung oder gar Erschöpfung eintreten.
  Betrachten Sie die vorbereitenden Übungen nicht als notwendiges Übel, sondern als leichter und wichtiger Einstieg ins Programm. Je besser Ihr Fitneßgrad ist, desto mehr Zeit werden Sie zum Aufwärmen benötigen.
  Morgens ist eine etwas längere Aufwärmzeit vonnöten als abends; bei warmer Umgebungstemperatur ist das Aufwärmen gegenüber kalten Umgebungstemperaturen kürzer.
- Dann kommen die **Bodytrainer**-Übungen, die den Bauch-, Hüft- und Taillenbereich besonders ansprechen. Da Sie nach dem Warm-up schon gut vorbereitet sind, sollten Sie nun auch vor hohen Belastungen nicht zurückschrecken. Die alte Weisheit «ohne Fleiß kein Preis» hat beim sportlichen Üben ihre besondere Gültigkeit.
- Das **Cool-down** soll dann den Stoffwechsel beruhigen. Der physisch und psychisch auf Leistung eingepegelte Organismus wird langsam wieder in den Ruhezustand zurückgeführt. Verlangen Sie dem Körper keine hohen Leistungen mehr ab.

Beenden Sie das **Bodytrainer**-Programm zu einem Zeitpunkt, zu dem Sie noch nicht völlig geschafft sind. Schlimmstenfalls verlieren Sie die Lust auf das nächste Mal, da das letzte Mal so anstrengend erschien... und das kann nicht in Ihrem Interesse liegen!

Soviel Zeit müssen Sie sich nehmen

Die Frage nach dem Zeitaufwand wird immer wieder gestellt, es gibt aber keine allgemeingültige Antwort; sie kann nur individuell gegeben werden. In der Praxis hat es sich gezeigt, daß bei täglichem Üben ca. 15 Minuten reine Übungszeit (**Bodytrainer**-Hauptteil) genügen, um die Übungsziele zu verwirklichen.

Wenn Sie jedoch nur dreimal in der Woche üben, sollten Sie die Übungszeit auf ca. 20 bis 30 Minuten ausdehnen.

Als Anfänger muß man noch häufig Übungen nachschlagen und benötigt noch deutlich längere Pausen. Als Fortgeschrittener sind Ihnen die Übungen zunehmend bekannt. Durch Ihre verbesserte Fitneß benötigen Sie nicht mehr so lange Pausen; die Übungsdauer kann sich dadurch verkürzen.

Wichtig ist es, daß Sie zum Üben eine positive innere Einstellung finden. Das **Bodytrainer**-Programm ist Freizeit – und davon kann man nie genug bekommen.

Überprüfen Sie Ihre Erfolge

Kontrollieren Sie konsequent vor Beginn einer Übungsstunde Ihr Gewicht. Es kann als Ansporn, aber auch als Mahnung wirken. Messungen der Körperumfänge dienen der Erfolgskontrolle und sollen möglichst immer von derselben Person (Sie selbst, Freundin/Freund) durchgeführt werden. Führen Sie die Messungen in festen Zeitabständen, z. B. einmal je Woche, durch. Protokollieren Sie sorgfältig Ihr Körpergewicht und die Ergebnisse der Körperumfangsmessungen. Auf dem Foto sind

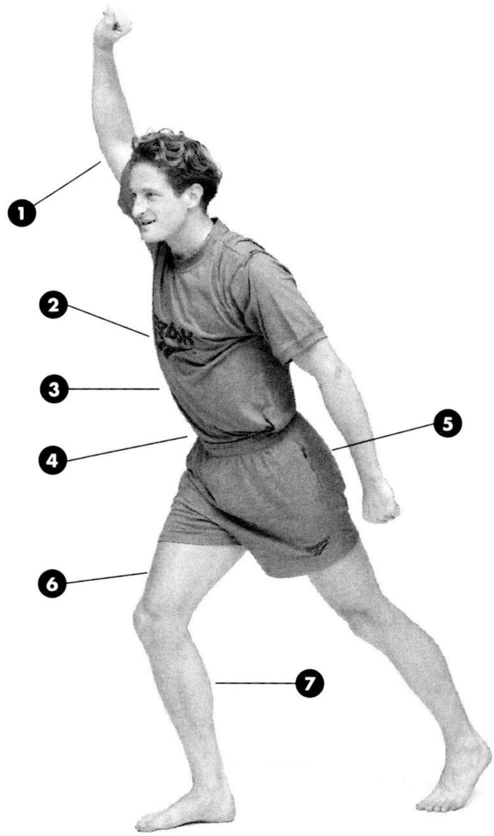

neben den Bauchmeßpunkten noch weitere Meßpunkte eingezeichnet. Da das **Bodytrainer**-Programm durchaus positive Auswirkungen auf die gesamte Figur hat, ist es zu empfehlen, die Umfangsmaße an den gekennzeichneten Meßpunkten mitzuerfassen. Achten Sie bei den Messungen darauf, daß Sie das Maßband korrekt anlegen!

Gewicht und Meßpunkte	**Beginn Bodytraining**	**Testzeitpunkt 1**	**Testzeitpunkt 2**
Körpergewicht	Gewicht ... kg	Gewicht ... kg	Gewicht ... kg
❶ **Oberarm** (größter Umfang bei nach vorn angehobenem Arm)	Umfang ... cm	Umfang ... cm	Umfang ... cm
❷ **Brustumfang** (in Höhe der Brustwarze)	Umfang ... cm	Umfang ... cm	Umfang ... cm
❸ **Taille** (am unteren Rippenbogen)	Umfang ... cm	Umfang ... cm	Umfang ... cm
❹ **Bauch** (drei Zentimeter unterhalb des Bauchnabels)	Umfang ... cm	Umfang ... cm	Umfang ... cm
❺ **Hüfte, inkl. Gesäß** (am Punkt des größten Umfangs)	Umfang ... cm	Umfang ... cm	Umfang ... cm
❻ **Oberschenkel** (fünf Zentimeter unterhalb des Schambeins)	Umfang ... cm	Umfang ... cm	Umfang ... cm
❼ **Wade** (am Punkt des größten Umfangs)	Umfang ... cm	Umfang ... cm	Umfang ... cm

Die Kleidung

Bei der Fitneßkleidung ist darauf zu achten, daß Naturfasern (Baumwolle) oder speziell entwickelte Fasern (Taktel, Goretex) besser zu tragen sind als Kleidungsstücke mit ungeeigneten Kunstfasern. Sie bilden kalten Schweiß auf der Haut und entwickeln einen unangenehmen (Schweiß-)Geruch. Tragen Sie lieber mehrere leichte Kleidungsstücke als nur ein schweres Kleidungsstück. Elastische und weite Kleidung ist angenehmer zu tragen als zu enge Kleidung, die am Körper klebt. Wählen Sie Kleidung, in der Sie sich wohl fühlen und sich selbst gefallen.

Gymnastiklatschen oder Joggingschuhe sind zum Üben zu Hause nur wenig geeignet. Die Gymnastikschuhe geben keinen festen Halt und verfügen über kein Fußbett. Joggingschuhe besitzen meist eine sehr breite Laufsohle; wenn Sie mit diesen Schuhen umknicken, sind die Folgen für Ihr Sprunggelenk meist schwerwiegend.

Für die Gymnastik sollten Sie normale Sportschuhe mit flachen Sohlen benutzen, im Fachhandel gibt es auch Schuhe z. B. für Tennis und Aerobic, die gut geeignet sind; wenn Sie Ihren Füßen etwas gönnen wollen, sollten Sie barfuß trainieren.

Regeln, die Sie immer einhalten sollten

- Atmen Sie gleichmäßig, **vermeiden Sie Preßatmung!** Besonders Anfänger neigen dazu, immer dann, wenn es anstrengt, die Luft anzuhalten. Atmen Sie während der Übungen ruhig und gleichmäßig. Atmen Sie aus, wenn Sie die Muskulatur anspannen und einen Widerstand überwinden. Ein Tip: Wenn es mit der Atmung nicht klappen sollte, zählen Sie leise jede Wiederholung mit. Dadurch sind Sie gezwungen, auch während der Übung immer zu atmen!
- Ebenso wichtig wie die Atmung sind die **richtige Körperhaltung** und die **korrekte Technik**. Lesen Sie die Übungsbeschreibungen sorgfältig durch. Vergleichen Sie die Beschreibungen mit den Fotos. Beginnen Sie erst dann mit der Übung.
- **Konzentrieren** Sie sich. Gerade Warm-up, gymnastische Elemente oder das Stretching werden häufig ‹so nebenbei› erledigt. Unkonzentriertheit, Ermüdung und Überforderung sind dann häufig Ursachen von Verletzungen, z. B. dem Umknicken im Fußgelenk.
- Ebenso konzentriert wie das Warm-up sollten Sie auch das **Cooldown** betreiben. Es entspannt, lockert die Muskulatur und bringt Ihren Kreislauf wieder runter. Nun haben Sie viel mehr Lust auf das nächste Mal.

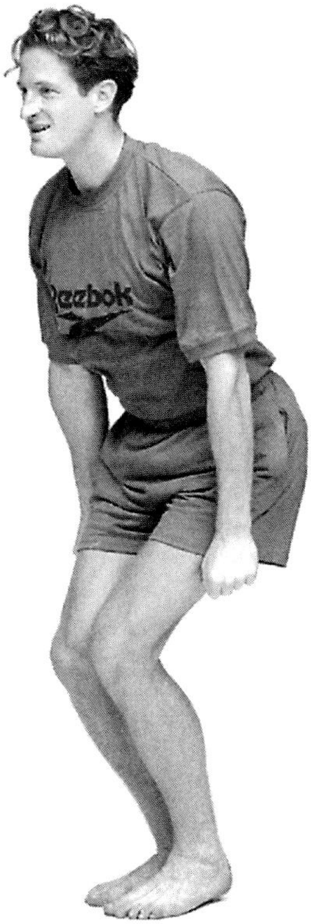

Die Übungen

Auch wenn die Fotos die Übung oft nur zu einer Seite zeigen, sollen Sie selbstverständlich abwechselnd nach rechts und links trainieren.

Warm-up

WARM-UP

Bevor Sie in den Hauptteil, den speziellen **Bodytrainer**, einsteigen, sollten Sie immer die folgenden Aufwärmübungen durchführen.

Das Herz-Kreislauf-System wird ebenso wie die Muskulatur, die Sehnen, Bänder und Kapseln auf die künftige Belastung vorbereitet. Ihre Bewegungen werden geschmeidiger und fallen Ihnen zunehmend leichter.

Zum Warm-up können Sie Musik als Rhythmusgeber einsetzen, während des **Bodytrainer**-Teils sollten Sie auf eine musikalische Untermalung verzichten.

Ohne Musik können Sie sich ganz auf die Übungen konzentrieren. Denken Sie auch daran, daß wir in der heutigen Lebensumwelt genügend audiovisuelle Reize zu verarbeiten haben – in der Freizeit sollten Sie Zeit für sich finden und die Chance nutzen, in Ihren Körper und Ihre Seele hineinzuhören.

Laufen Sie auf der Stelle, erst langsam, dann zunehmend schneller! Sie bringen Ihr Herz-Kreislauf-System in Schwung, die Muskulatur ist besser durchblutet.

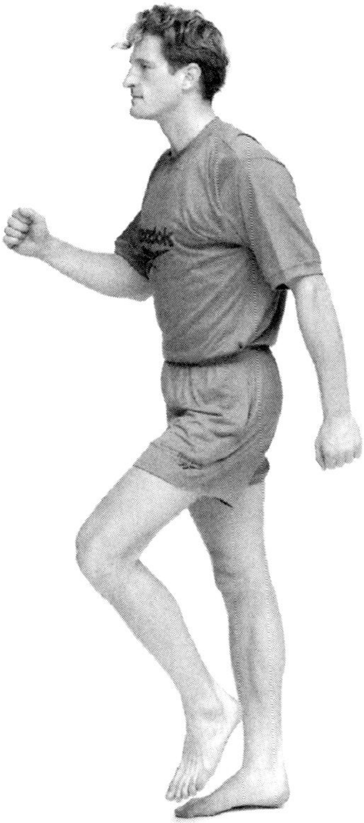

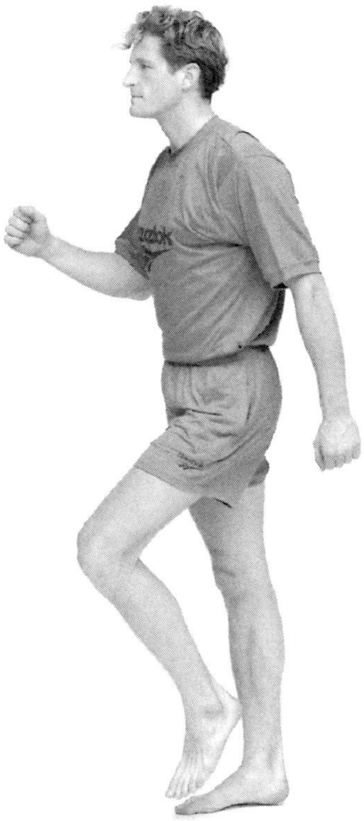

Beim Laufen heben Sie die Oberschenkel bis zur Waagerechten an. Mit dem Oberkörper nicht nach hinten kippen. Behalten Sie den Laufrhythmus bei.

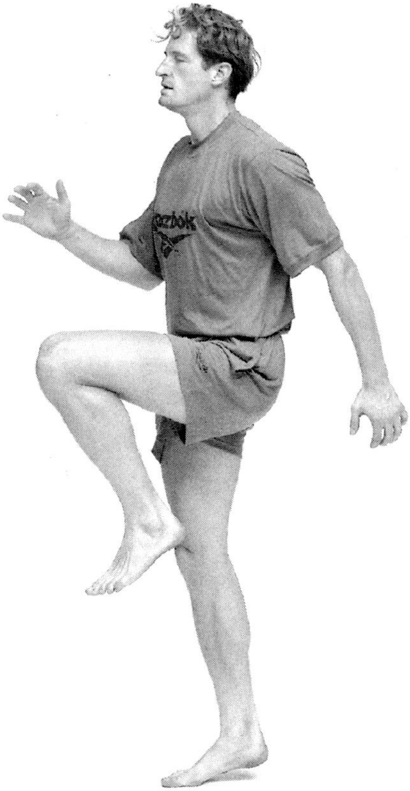

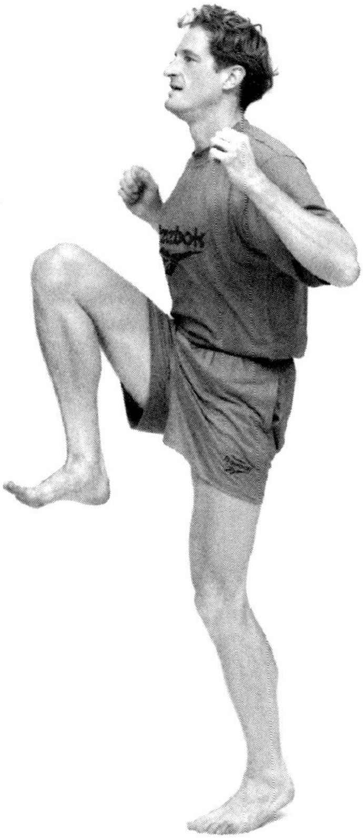

Kombinieren Sie das Beinanziehen mit leichtem Vor- und Rückführen der Arme. Durch die ganzkörperliche Beanspruchung wird's zunehmend anstrengend!

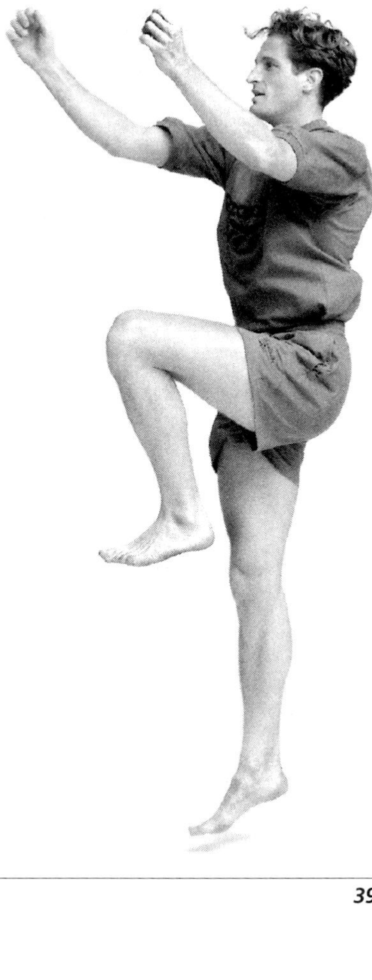

Ziehen Sie das Bein dicht zum Körper, und klatschen Sie unter dem Oberschenkel in die Hände – aufrecht bleiben!

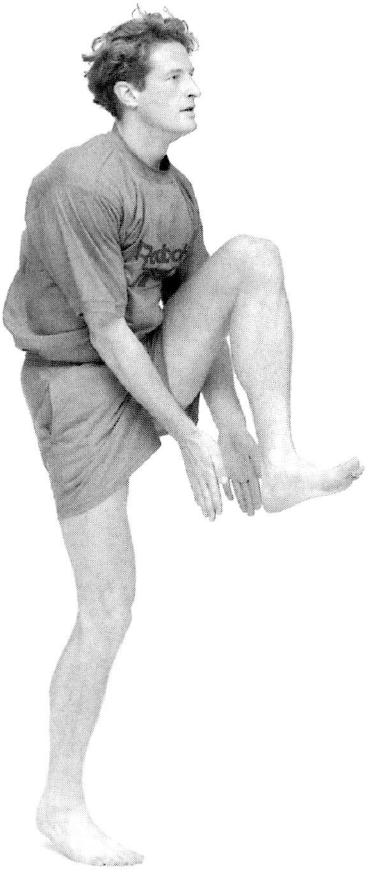

Ellbogen und Knie berühren sich vor dem Körper. Halten Sie Ihren Oberkörper aufrecht!

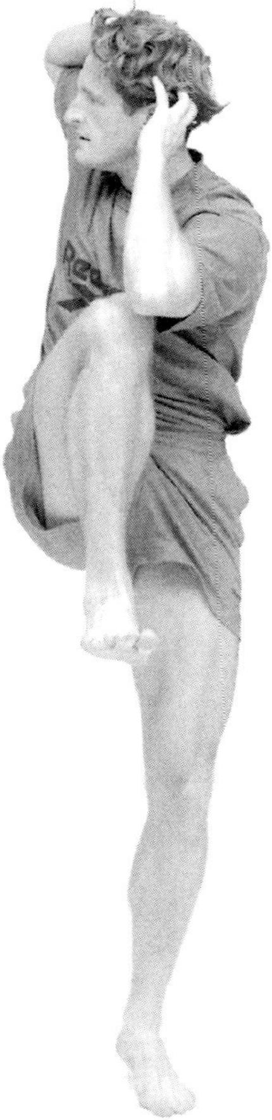

Tippen Sie beim Laufen mit den Fersen an Ihr Gesäß – kippen Sie nicht nach vorn, bleiben Sie aufrecht.

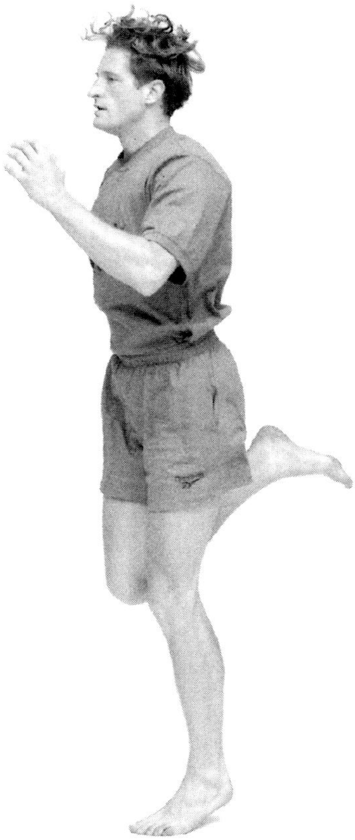

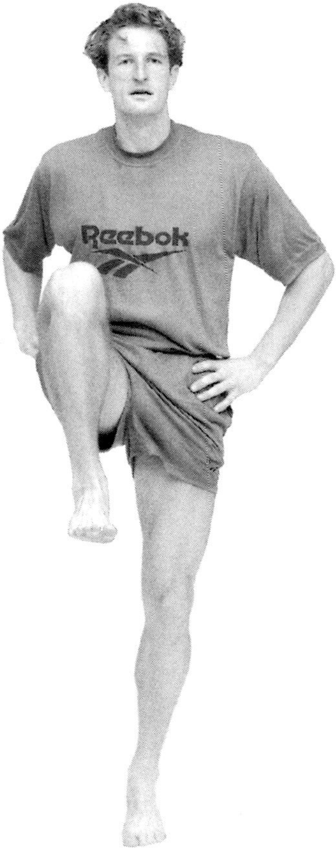

Laufen Sie auf der Stelle. Mit jedem zweiten Schritt ziehen Sie das rechte Bein zum Körper; mit jedem vierten Schritt nach außen hoch. Wechsel.

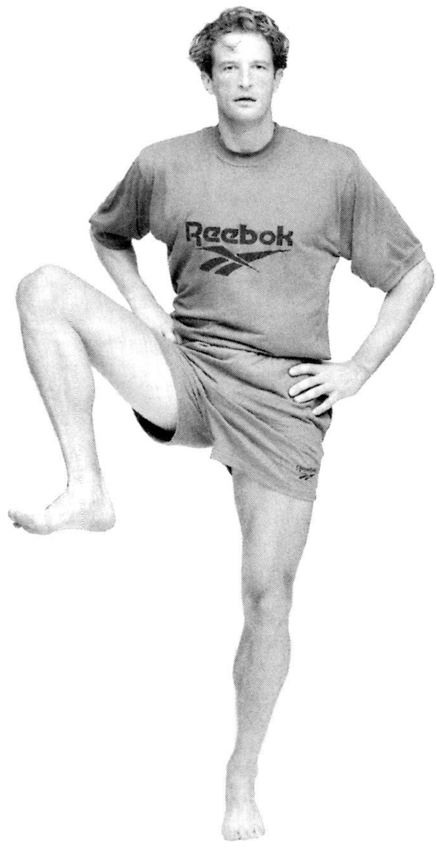

Hüpfen Sie mit Armeinsatz wie ein Hampelmann. Auch eine tolle Übung für Ihre Koordination!

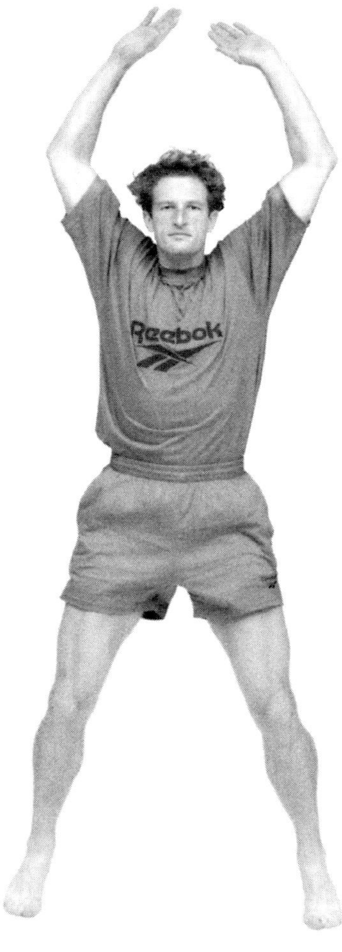

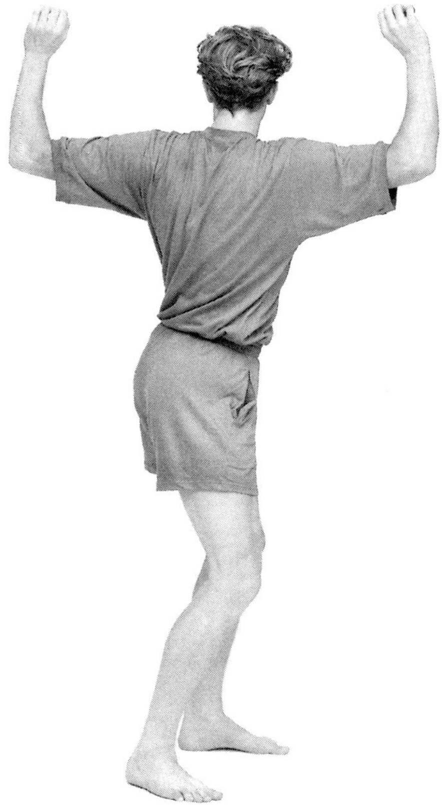

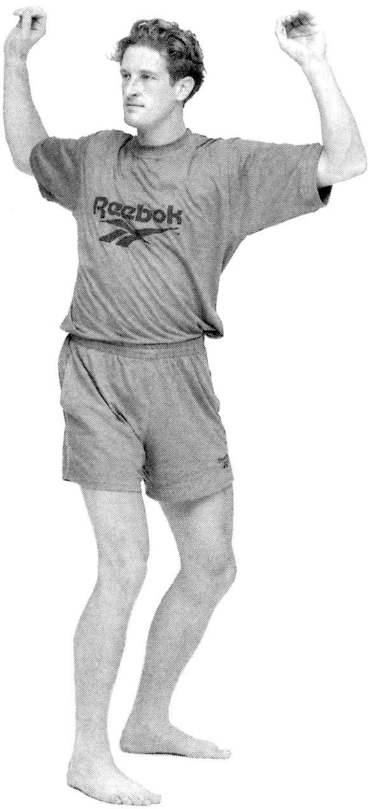

Im Stand drehen Sie den Oberkörper nach links und nach rechts. Mit der Rumpfdrehung aktivieren Sie zunehmend Ihre schrägen Bauchmuskeln – und das tut Ihrer Taille gut.

Drehen Sie den nach vorn geneigten Oberkörper – keinen Buckel machen, der Rücken bleibt gerade (Kopf hoch!).

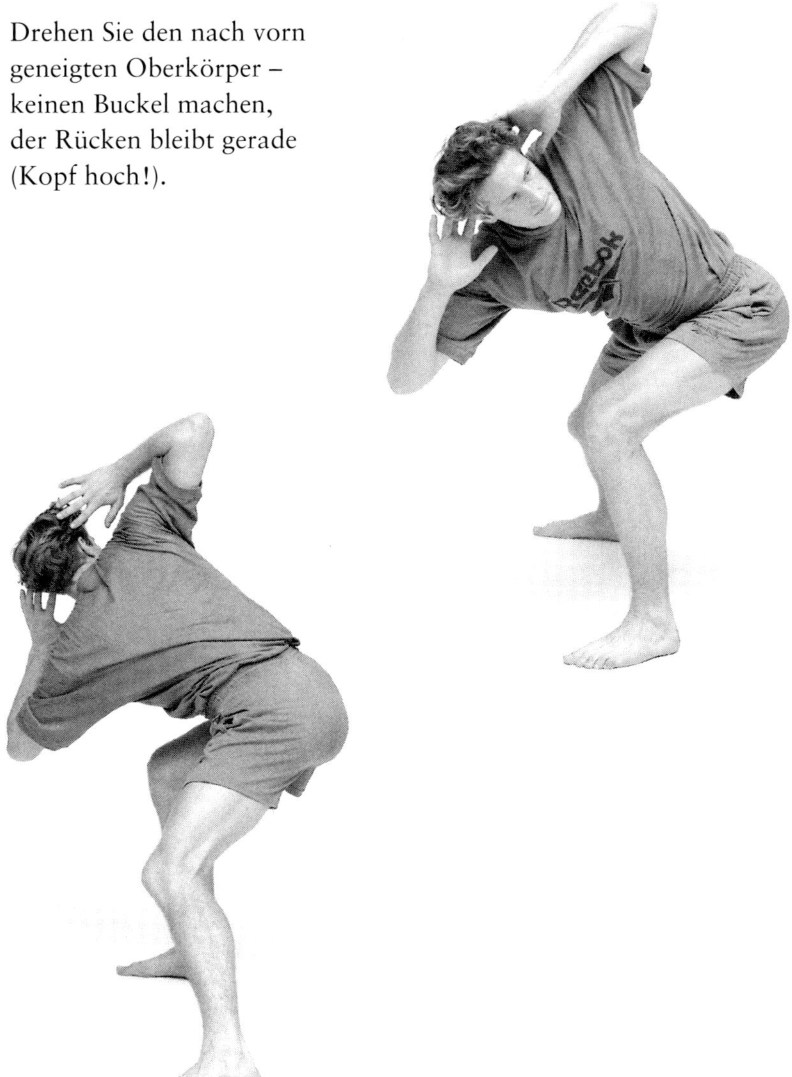

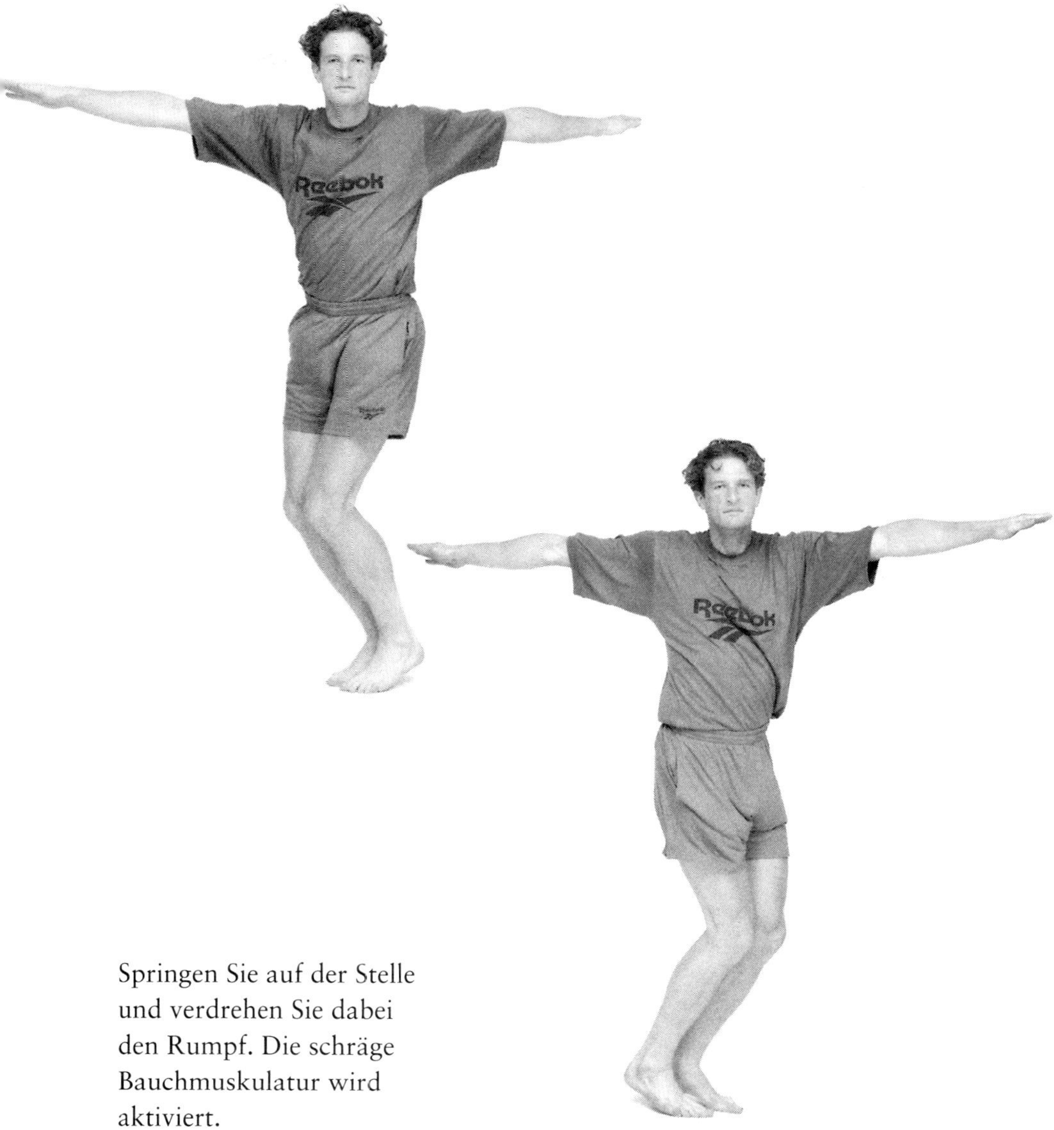

Springen Sie auf der Stelle und verdrehen Sie dabei den Rumpf. Die schräge Bauchmuskulatur wird aktiviert.

12 Warm-up

Führen Sie beim Laufen den Ellbogen und das Knie zusammen. Wechseln Sie nach jeder dritten Berührung die Seite.

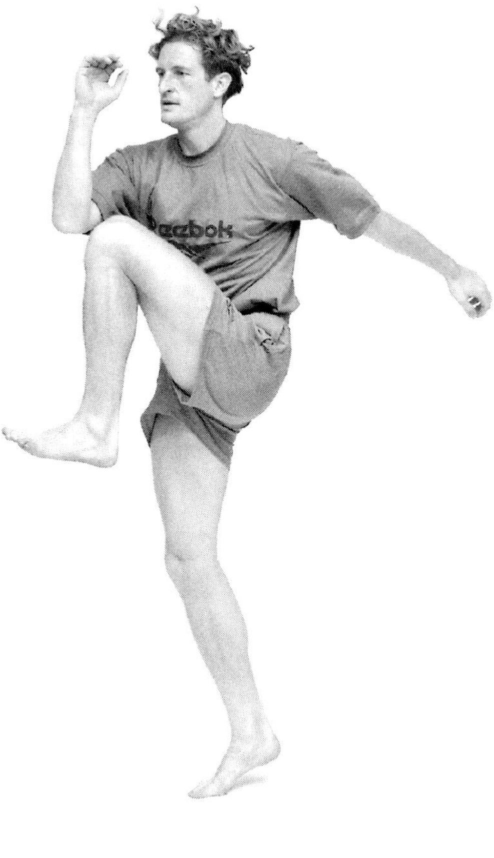

Dehnungen/Stretching

DEHNUNGEN/STRETCHING

Die Dehnungsübungen stehen immer vor den eigentlichen Kräftigungsübungen des **Bodytrainers**. Bei der Übungsauswahl haben wir darauf geachtet, daß bei den Dehnungen alle im Hauptteil beanspruchten Muskeln berücksichtigt werden.

Bei den Übungsbeschreibungen sind immer die Wiederholungszahlen angegeben. Die Dauer der Dehnungen sollte je nach Muskelgruppe und Trainiertheit *10 bis 20 Sekunden* je Übungsdurchführung betragen. Vertrauen Sie dabei Ihrem Gefühl. In der Endstellung soll in der Muskulatur eine spürbar wohlige Dehnung zu spüren sein.

Seitliche Halspartie

Ziehen Sie Ihren Kopf langsam zur Seite – schauen Sie dabei immer geradeaus. 3mal je Seite. Auf die hochgeklappte, untere Hand achten!

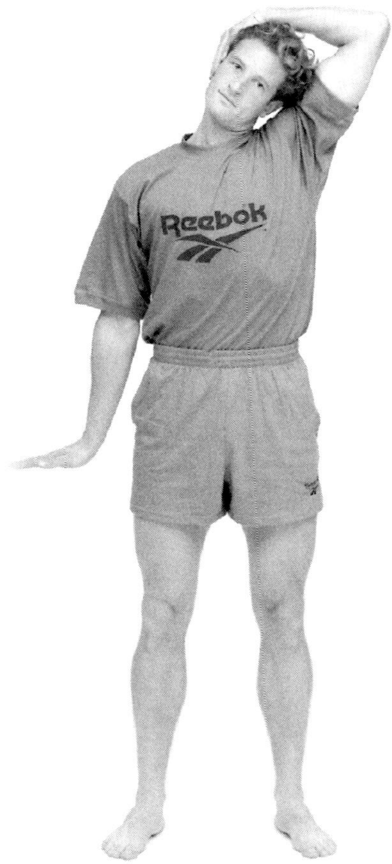

2 Seitliche Rumpfmuskulatur

Neigen Sie sich ganz weit zur Seite, und schieben Sie dabei Ihr Becken zur anderen Seite. Nicht nach vorn kippen! 3mal je Seite.

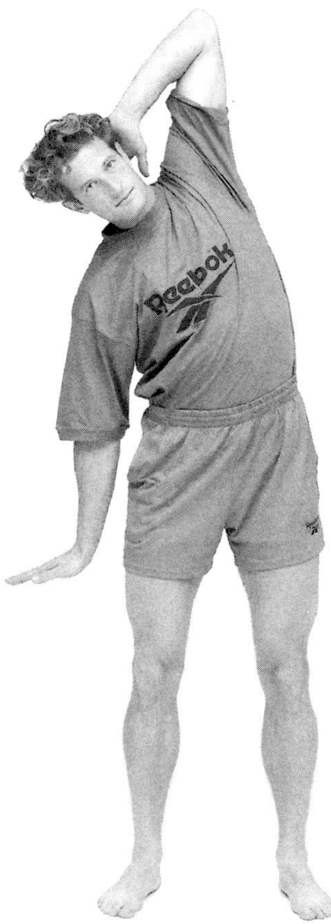

Überkreuzen Sie die Beine, neigen Sie sich maximal weit zur Seite, und schieben gleichzeitig Ihr Becken zur anderen Seite. Nicht nach vorn kippen! 3mal je Seite.

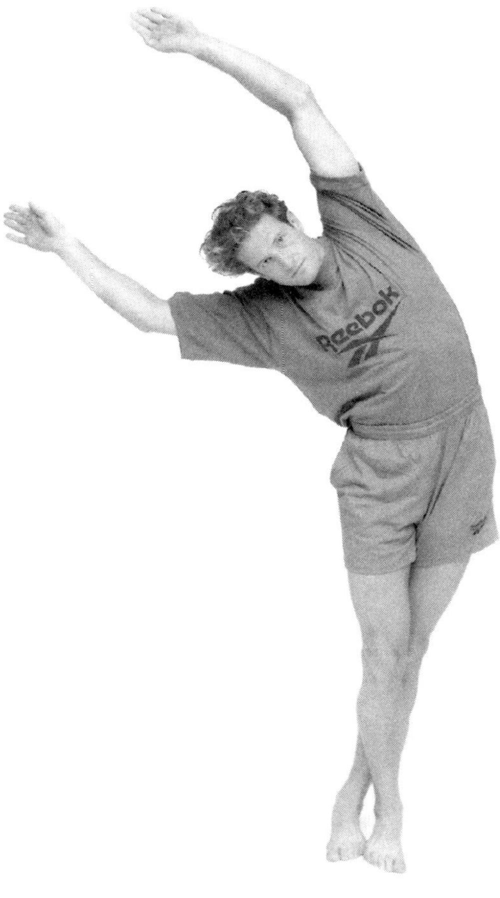

4 Seitliche Rumpfmuskulatur

Ziehen Sie mit dem oberen Arm maximal weit über Ihren Körper, bis Sie in Ihrer seitlichen Rumpfmuskulatur ein deutliches Ziehen verspüren. 3mal je Seite.

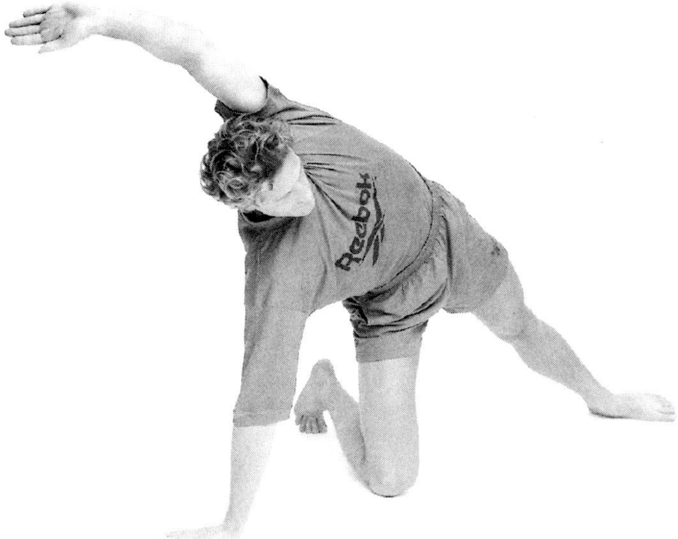

Richten Sie langsam aus der Bauchlage den Oberkörper auf; dabei lassen Sie den Rücken so weit durchhängen, bis ein Ziehen in der Bauchmuskulatur spürbar wird. 3mal.

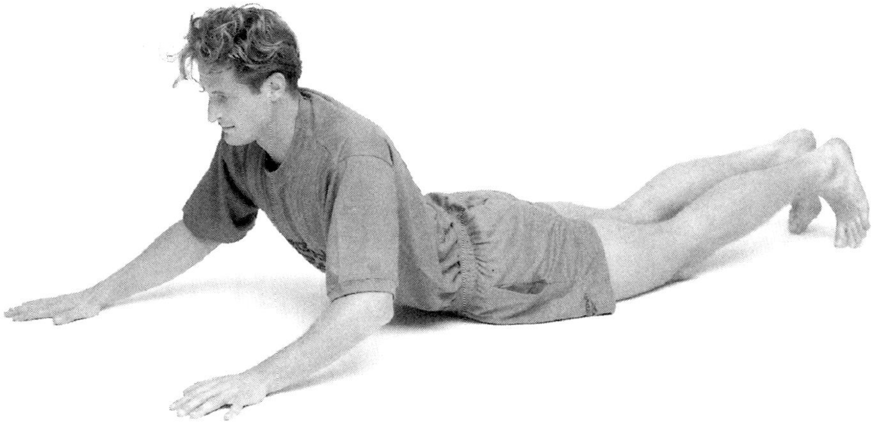

6 Schräge Bauchmuskulatur und Gesäßmuskulatur

Im Langsitz drehen Sie den Oberkörper. Der Ellbogen drückt gegen das Knie des Beines. 3mal je Seite.

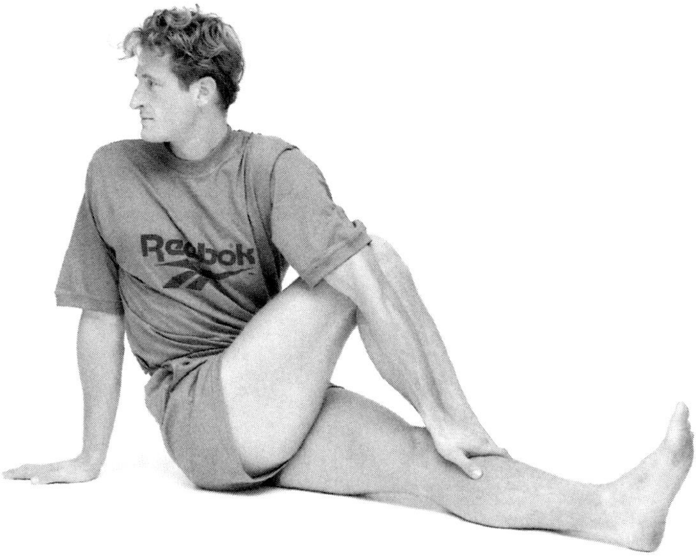

Schlagen Sie ein Bein über den Körper, und ziehen Sie mit der Hand das Knie zum Boden. Der andere Arm stabilisiert seitlich am Boden, Sie schauen dorthin. 3mal je Seite.

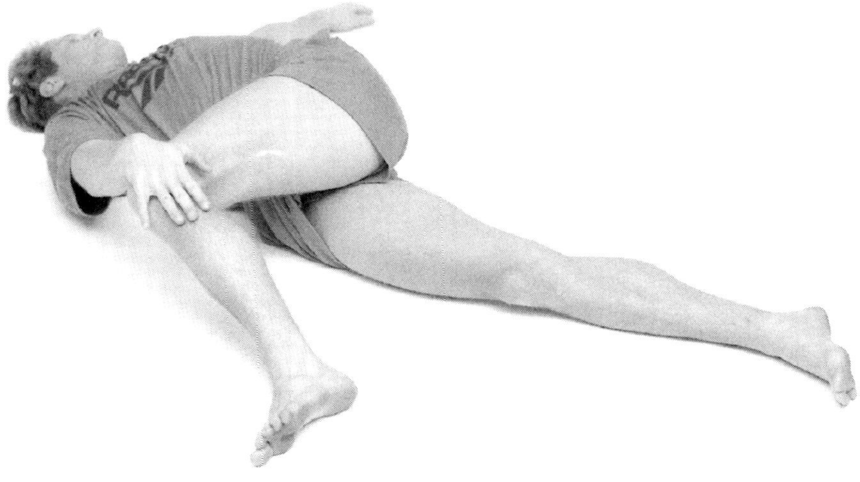

8 Hüftbeugemuskulatur

Im Schrittstand schieben Sie Ihr Becken nach vorn, bis Sie in der Hüfte ein Ziehen verspüren. Während der Übung halten Sie den Rücken gerade. 3mal je Seite.

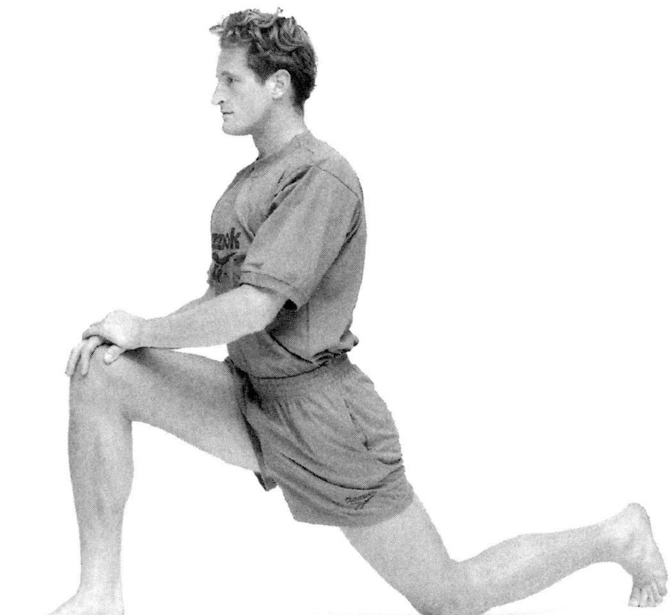

Legen Sie sich auf den Rücken. Heben Sie den Kopf an, und ziehen Sie mit beiden Armen die Beine an. 3mal wiederholen.

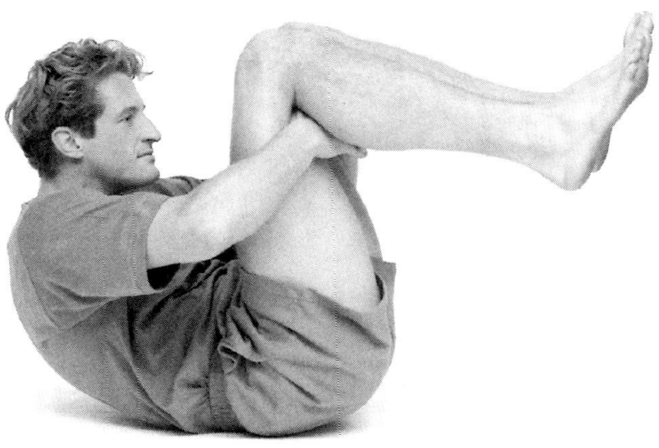

10 Schräge Rumpfmuskulatur

Die Arme sind nach oben gestreckt. Drehen Sie den Oberkörper nach rechts und nach links. Halten Sie für einige Sekunden die Endposition. 5mal wiederholen.

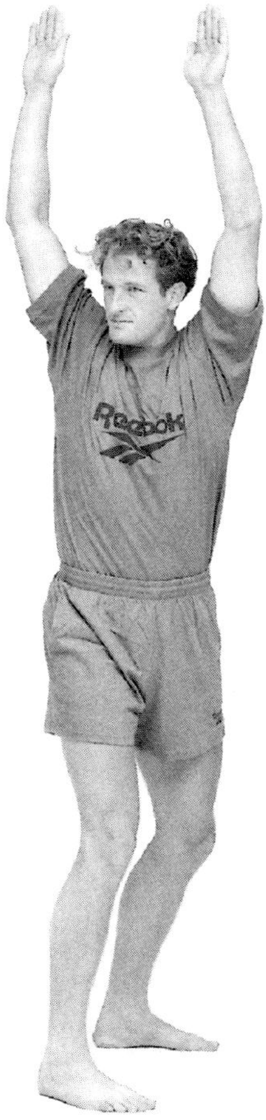

Der Bodytrainer:
BAUCH

Der Bodytrainer: BAUCH

Lesen Sie zuerst die Übungsbeschreibungen intensiv durch, schauen Sie die Bilder an, und üben Sie erst dann aktiv.
Zu jeder Übung finden Sie unten auf der Seite die Angaben zu den Belastungen. Sind Sie Anfänger, sollten Sie sich an der Stufe 1 orientieren, wenn Sie schon fortgeschritten sind, an der Stufe 2.
Die Entwicklung der Bauch- und der Rückenmuskulatur ist sowohl für die Figur als auch für die korrekte Haltung wichtig. Üben Sie langsam und gleichmäßig. Einige Übungen sind besonders für den Rücken wichtig. Sie wurden mit in das Bodytrainer-Programm für Bauch, Taille und Hüfte aufgenommen, um einseitiges Üben auszuschließen und das Programm zu harmonisieren. Benutzen Sie für die Übungen eine weiche Unterlage.

Rollen Sie Ihren Oberkörper unter maximaler Bauchspannung leicht ein. Schieben Sie die Hände seitlich am Körper vorbei, als würden Sie eine Wand wegdrücken. Atmen!

Variationen:
- Heben und senken Sie den Oberkörper
- Halten Sie den abgehobenen Oberkörper für 3 bis 10 Sekunden
- Jeweils für einige Sekunden in einer oberen, mittleren und unteren Position bleiben

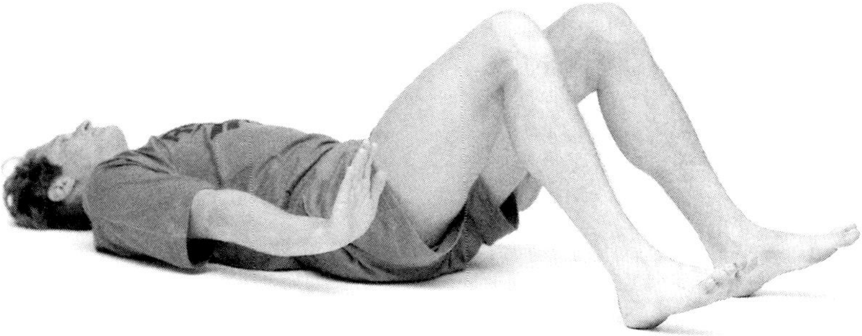

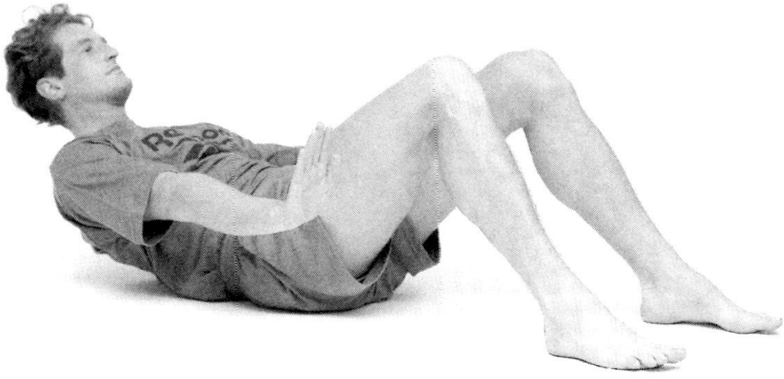

	Stufe 1	Stufe 2
Wdh.	6	10
Serien	1	1–2
Pause	–	60 sec

B 2 Gerade Bauchmuskulatur

Heben Sie Ihren Oberkörper so weit ab, daß die Schulterblätter abheben, nicht mehr. Die Ellbogen bleiben hinten.

Variationen:
- Heben und senken Sie den Oberkörper
- Halten Sie den abgehobenen Oberkörper für 3 bis 7 Sekunden
- Jeweils für einige Sekunden in einer oberen, mittleren und unteren Position bleiben

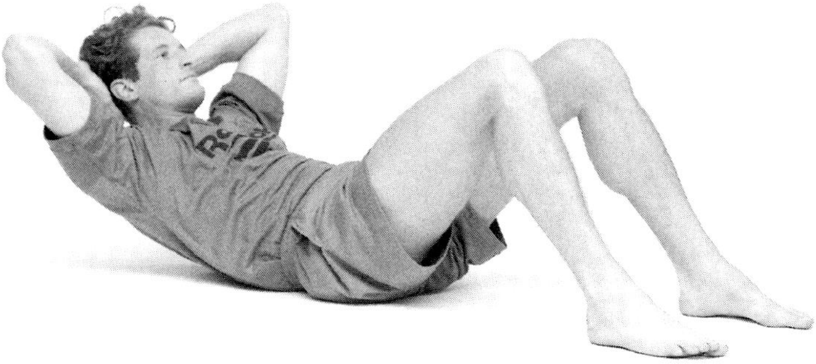

	Stufe 1	Stufe 2
Wdh.	6	10
Serien	1	2
Pause	–	60 sec

Heben Sie Ihren Oberkörper so weit ab, daß die Schulterblätter abheben, drücken Sie dabei den unteren Rücken fest auf den Boden.

Variationen:

- Heben und senken Sie den Oberkörper
- Halten Sie den abgehobenen Oberkörper für 3 bis 7 Sekunden
- Jeweils für einige Sekunden in einer oberen, mittleren und unteren Position bleiben

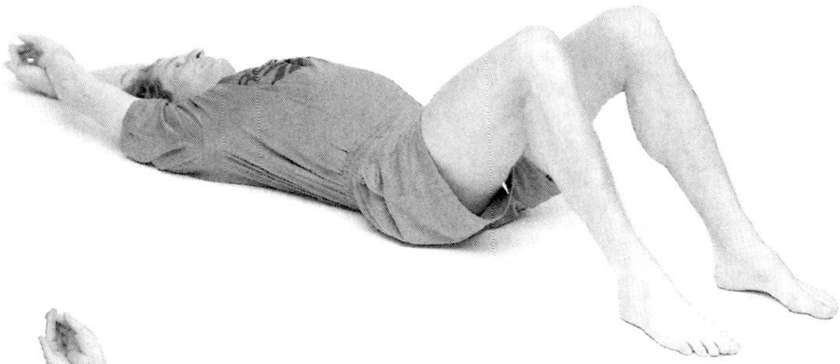

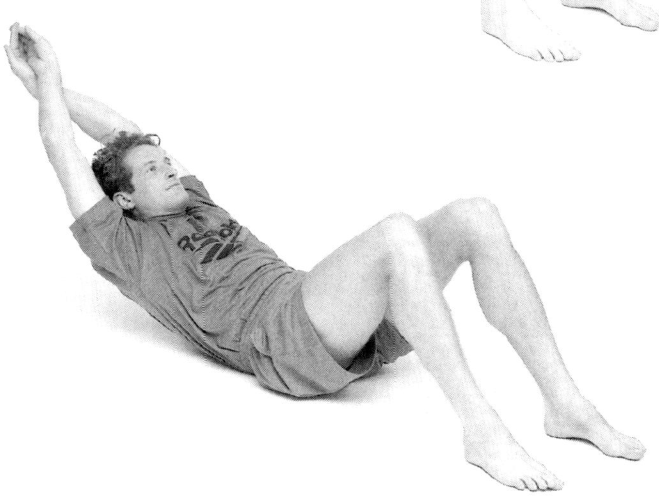

	Stufe 1	Stufe 2
Wdh.	6	8–10
Serien	1	2
Pause	–	60 sec

B 4 Gerade Bauchmuskulatur

Stützen Sie den Kopf mit den Händen, und heben Sie den gestreckten Oberkörper ab. Während der Übung die Beine nicht weiter zum Körper anziehen. Die Ellbogen bleiben hinten.

Variationen:

- Heben und senken Sie den Oberkörper
- Halten Sie den abgehobenen Oberkörper für 3 bis 7 Sekunden
- Jeweils für einige Sekunden in einer oberen, mittleren und unteren Position bleiben
- Die Beine mehr oder weniger stark anziehen

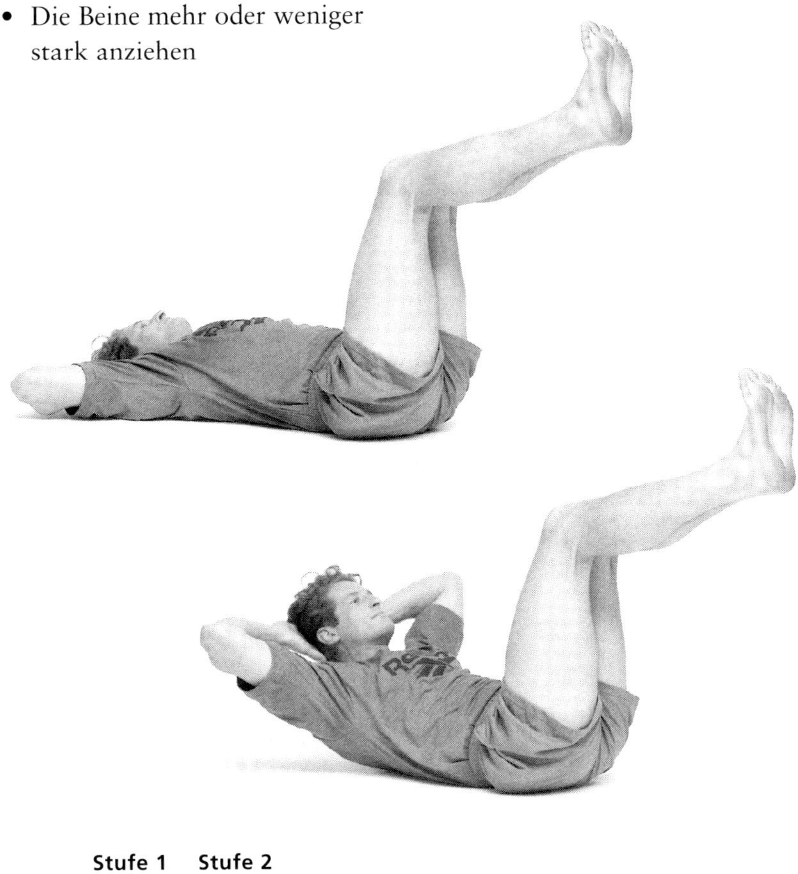

	Stufe 1	**Stufe 2**
Wdh.	6	8–12
Serien	1	2
Pause	–	60 sec

Strecken Sie die Arme nach vorn und ein Bein nach oben. Heben Sie das andere Bein etwas vom Boden ab, und führen Sie die Arme mit einer Rumpfbeugung nach vorn.

Variationen:

- Heben und senken Sie den Oberkörper
- Halten Sie den abgehobenen Oberkörper für 3 bis 7 Sekunden
- Jeweils für einige Sekunden in einer oberen, mittleren und unteren Position bleiben
- Das untere Bein nicht abheben

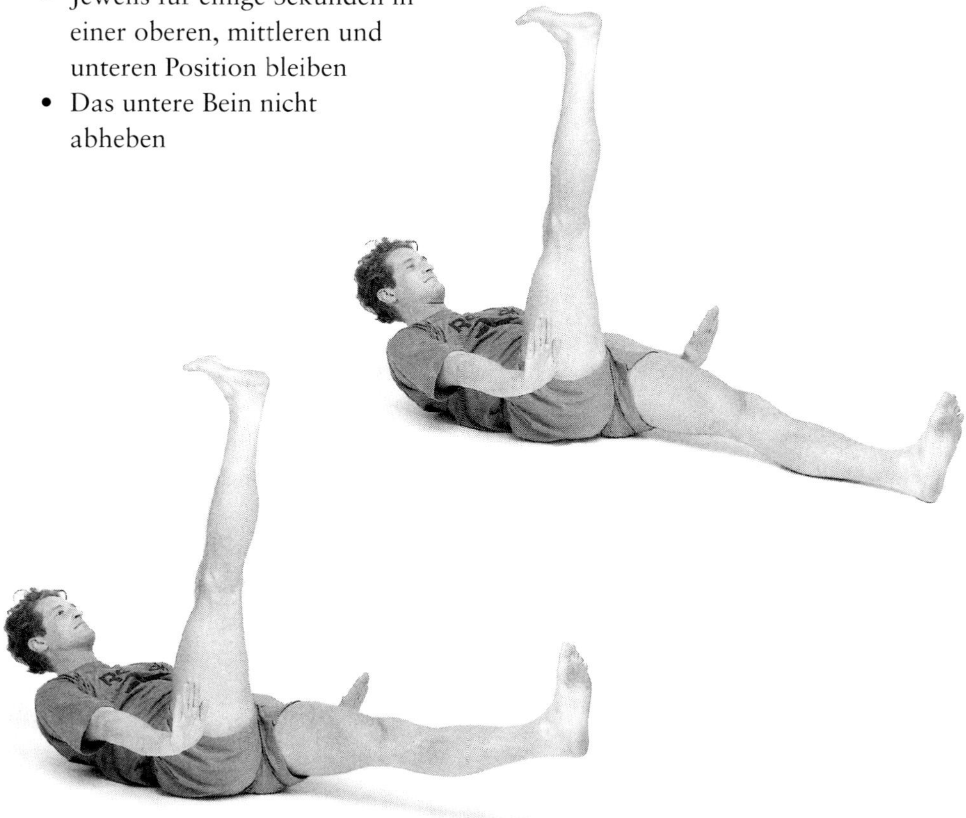

	Stufe 1	Stufe 2
Wdh.	6	8–12
Serien	1	2
Pause	–	60 sec

B 6 Gerade Bauchmuskulatur

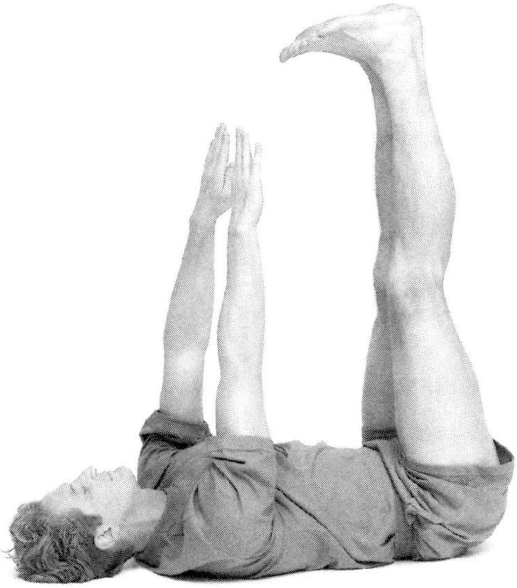

Die Beine sind zur Decke gestreckt. Heben Sie Ihren Oberkörper so weit ab, bis die Schulterblätter abheben, versuchen Sie die Zehen mit Ihren Händen (nicht ruckhaft!) zu erreichen.

Variationen:

- Heben und senken Sie den Oberkörper
- Halten Sie den abgehobenen Oberkörper für 2 bis 5 Sekunden
- Jeweils für einige Sekunden in einer oberen, mittleren und unteren Position bleiben

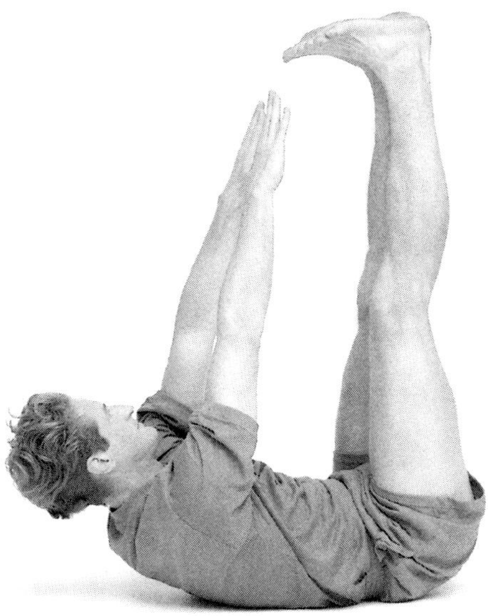

	Stufe 1	Stufe 2
Wdh.	6	8–12
Serien	1	2
Pause	–	60 sec

Spreizen Sie die gestreckten Beine nach außen ab. Heben Sie den Kopf und die Schultern vom Boden ab.

Variationen:

- Heben und senken Sie den Oberkörper
- Halten Sie den abgehobenen Oberkörper für 2 bis 5 Sekunden
- Jeweils für einige Sekunden in einer oberen, mittleren und unteren Position bleiben

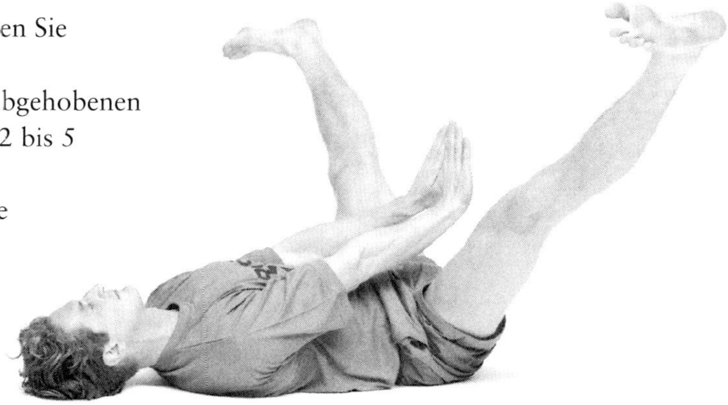

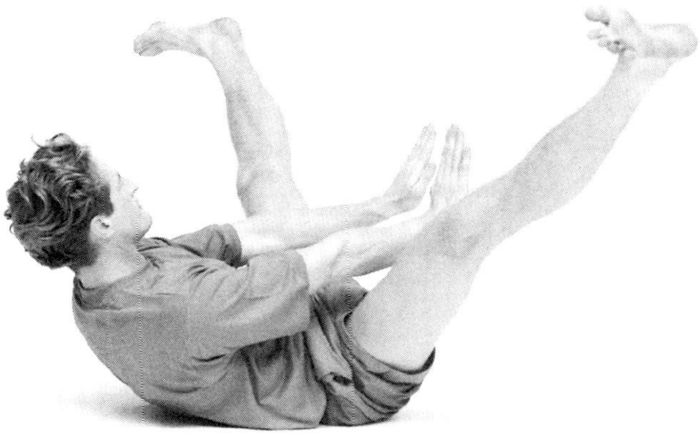

	Stufe 1	Stufe 2
Wdh.	6	8–12
Serien	1	2
Pause	–	60 sec

B 8 Gerade Bauchmuskulatur

Die Füße der gebeugten Beine berühren sich, die Knie zeigen nach außen. Mit einer einrollenden Bewegung heben Sie den Kopf und die Schulterblätter vom Boden ab.

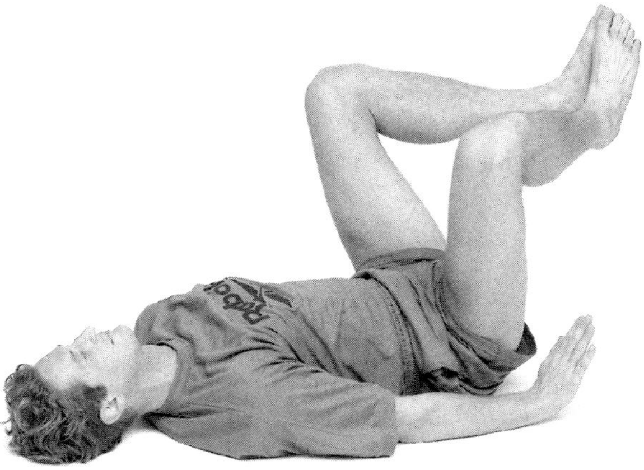

Variationen:

- Heben und senken Sie den Oberkörper
- Halten Sie den abgehobenen Oberkörper für 3 bis 7 Sekunden
- Jeweils für einige Sekunden in einer oberen, mittleren und unteren Position bleiben
- Ziehen Sie die Knie mehr oder weniger zum Körper

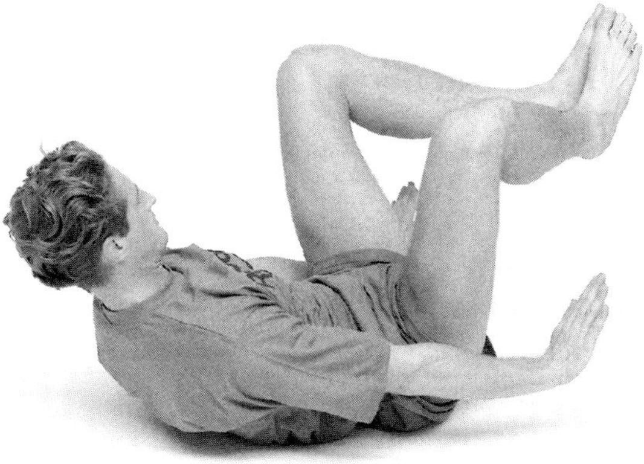

	Stufe 1	Stufe 2
Wdh.	6	8–12
Serien	1	2
Pause	–	60 sec

Gerade Bauchmuskulatur

Stützen Sie den Kopf mit den Armen ab. Die Füße der gebeugten Beine berühren sich, die Knie zeigen nach außen. Heben Sie nun Ihren Oberkörper so weit ab, bis die Schulterblätter abheben. Die Ellbogen bleiben hinten.

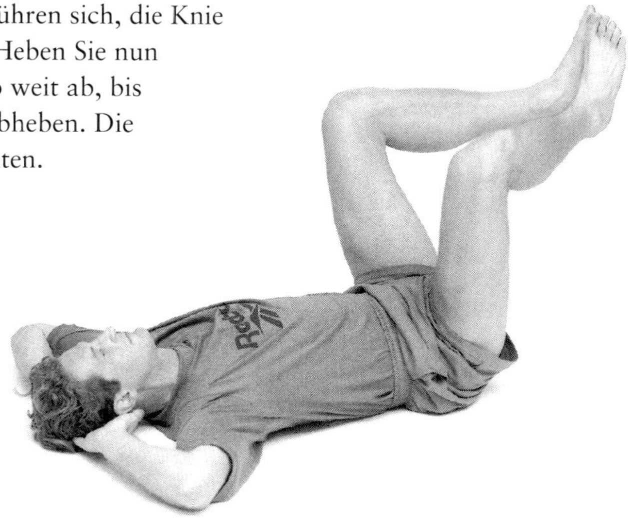

Variationen:

- Heben und senken Sie den Oberkörper
- Halten Sie den abgehobenen Oberkörper für 2 bis 5 Sekunden
- Jeweils für einige Sekunden in einer oberen, mittleren und unteren Position bleiben
- Ziehen Sie die Knie mehr oder weniger zum Körper

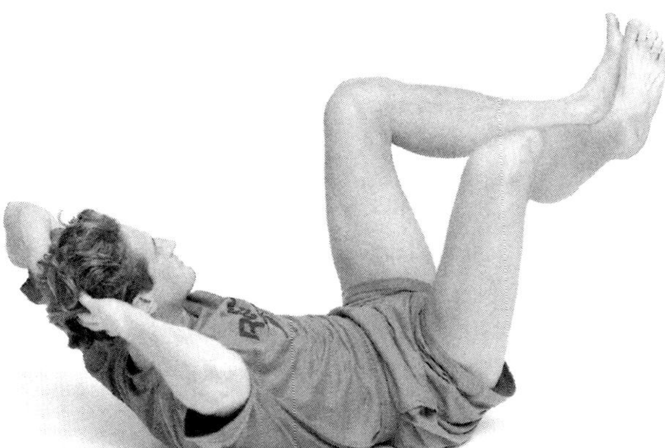

	Stufe 1	Stufe 2
Wdh.	6	8–12
Serien	1	2
Pause	–	60 sec

B 10 Gerade Bauchmuskulatur

Halten Sie sich an einem Stuhl oder anderen Möbel fest. Heben Sie den Po vom Boden ab; unterstützen Sie die einrollende Bewegung durch ein leichtes Strecken der Beine.

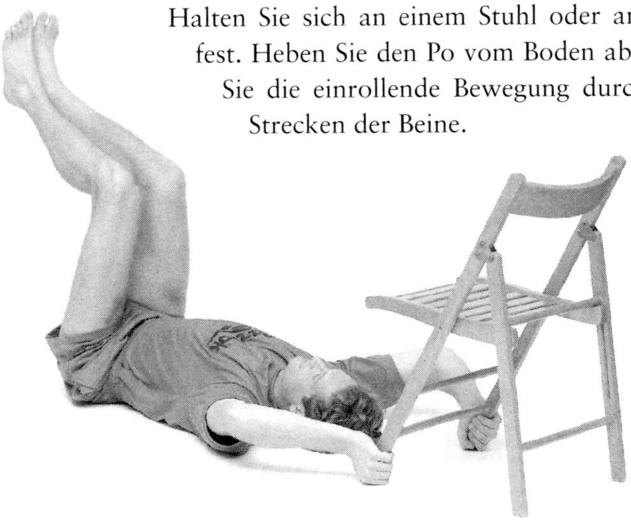

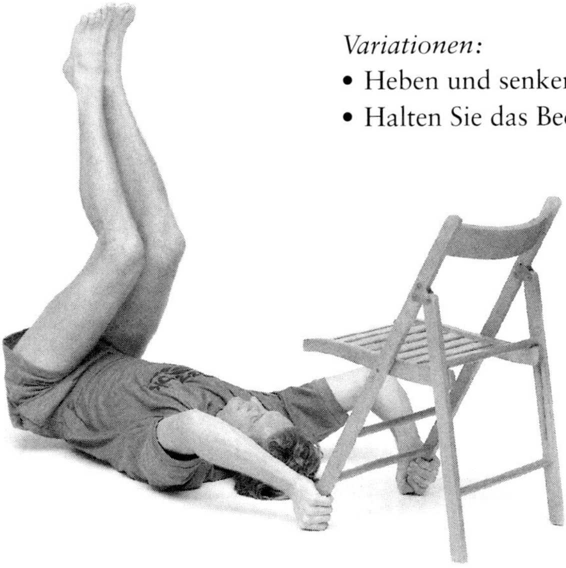

Variationen:

- Heben und senken Sie das Becken
- Halten Sie das Becken für 3 bis 5 Sekunden in der abgehobenen Position
- Jeweils für einige Sekunden in einer oberen, mittleren und unteren Position bleiben

	Stufe 1	Stufe 2
Wdh.	6	8–10
Serien	1	2
Pause	–	60 sec

Strecken Sie die Arme, und heben Sie den Kopf und die Schultern vom Boden ab.

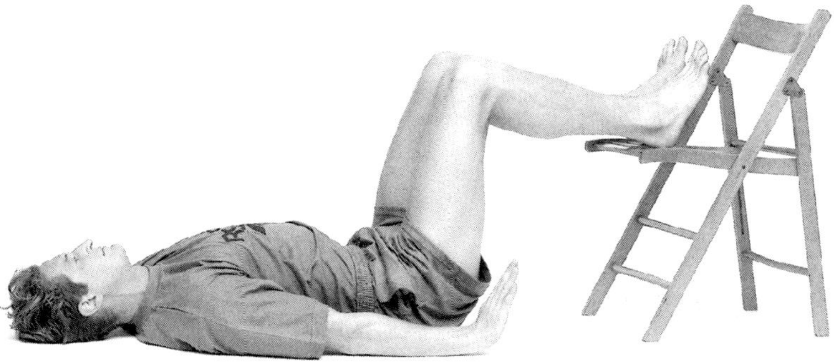

Variationen:

- Heben und senken Sie den Oberkörper
- Halten Sie den abgehobenen Oberkörper für 3 bis 8 Sekunden
- Jeweils für einige Sekunden in einer oberen, mittleren und unteren Position bleiben

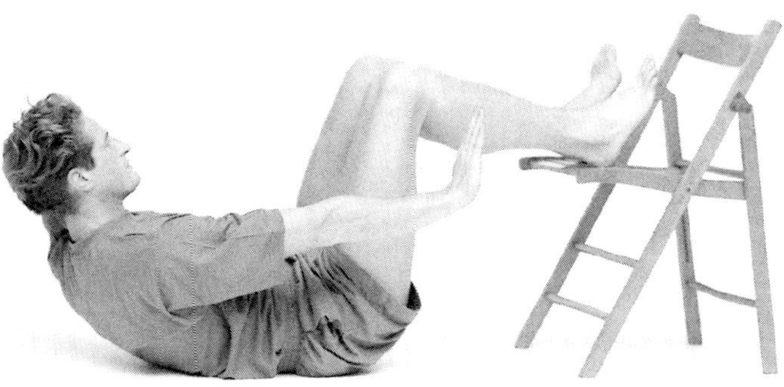

	Stufe 1	Stufe 2
Wdh.	6	8–12
Serien	1	2
Pause	–	60 sec

B 12 Gerade Bauchmuskulatur, Hüftbeugemuskulatur

Bringen Sie den Oberkörper und das gestreckte rechte Bein nach oben. Das linke Bein bleibt ständig in Bodenkontakt.

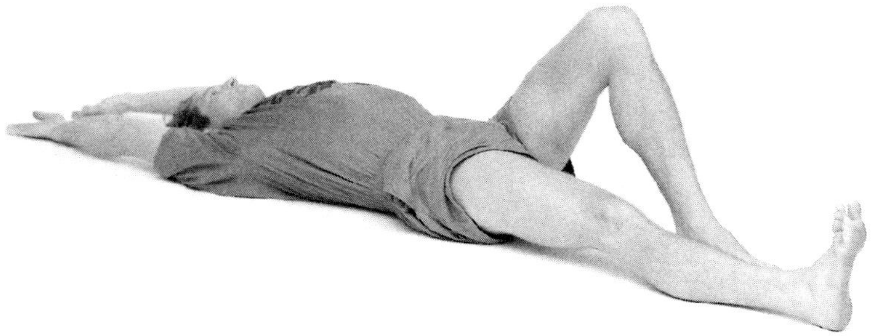

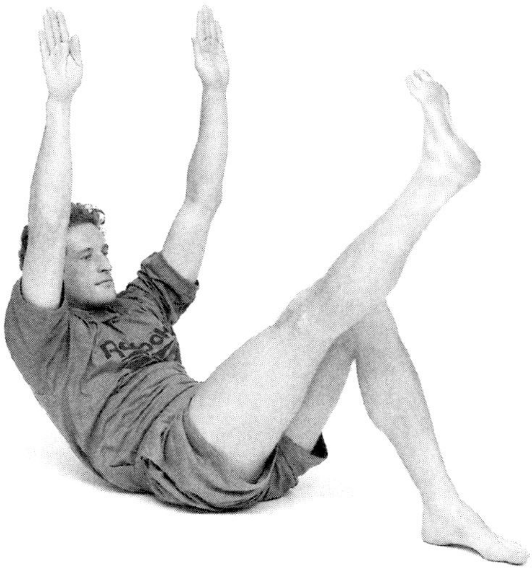

Variationen:

- Heben und senken Sie den Oberkörper
- Halten Sie den abgehobenen Oberkörper für 3 bis 7 Sekunden
- Jeweils für einige Sekunden in einer oberen, mittleren und unteren Position bleiben

	Stufe 1	Stufe 2
Wdh.	6	8–12
Serien	1	2
Pause	–	60 sec

Heben Sie Kopf und Schultern vom Boden ab, und führen Sie gleichzeitig die Beine zur Körpermitte.

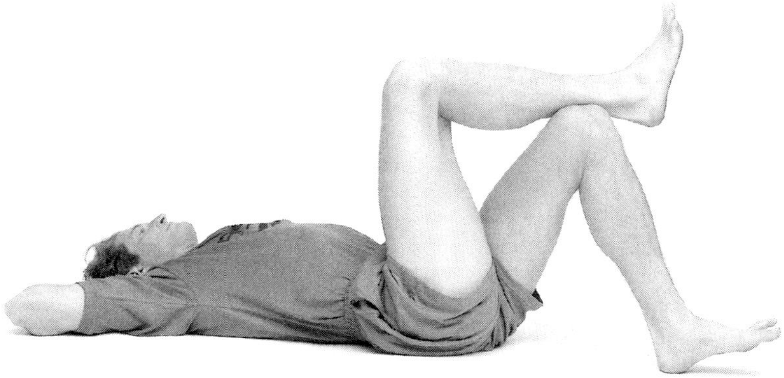

Variationen:

- Führen Sie die Bewegung dynamisch aus
- Lassen Sie den Oberkörper am Boden, und führen Sie nur die Beine zur Körpermitte
- Halten Sie die abgehobene Position für 3 bis 7 Sekunden
- Jeweils für einige Sekunden in einer mehr oder weniger eingerollten Position bleiben

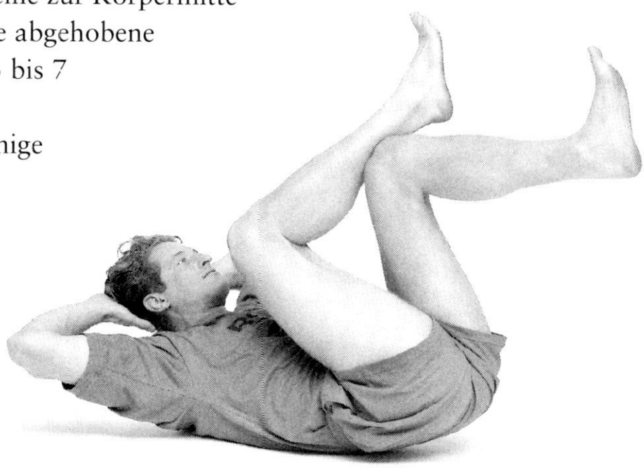

	Stufe 1	Stufe 2
Wdh.	6	8–10
Serien	1	2
Pause	–	60 sec

B 14 Schräge Bauchmuskulatur

Heben Sie mit einer leichten Einwärtsdrehung Kopf und Schultern an, und nähern Sie sich dem gegenüberliegenden Knie. Die Füße sind aufgestellt.

Variationen:

- Führen Sie die Bewegung dynamisch aus
- Halten Sie den abgehobenen Oberkörper für 3 bis 7 Sekunden
- Jeweils für einige Sekunden in einer oberen, mittleren und unteren Position bleiben

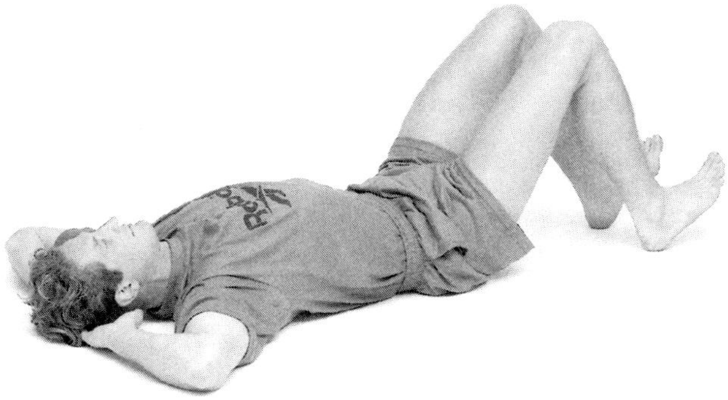

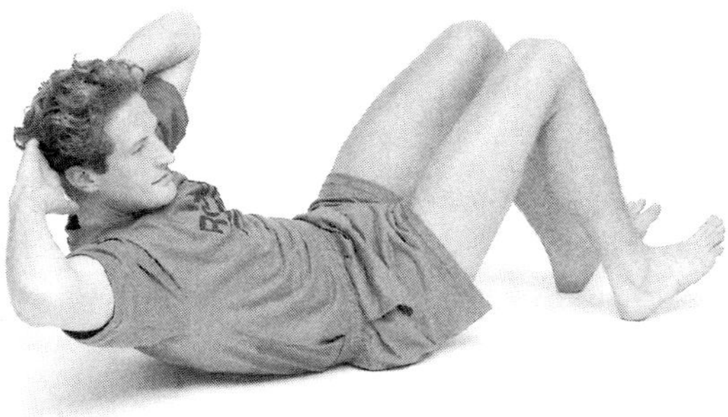

	Stufe 1	Stufe 2
Wdh.	6	8–12
Serien	1	2
Pause	–	60 sec

Schräge Bauchmuskulatur

Heben Sie den Kopf und eine Schulter an, und führen Sie die gestreckten Arme am gegenüberliegenden Oberschenkel vorbei.

Variationen:

- Führen Sie die Bewegung dynamisch aus
- Halten Sie den abgehobenen Oberkörper für 3 bis 7 Sekunden
- Jeweils für einige Sekunden in einer oberen, mittleren und unteren Position bleiben

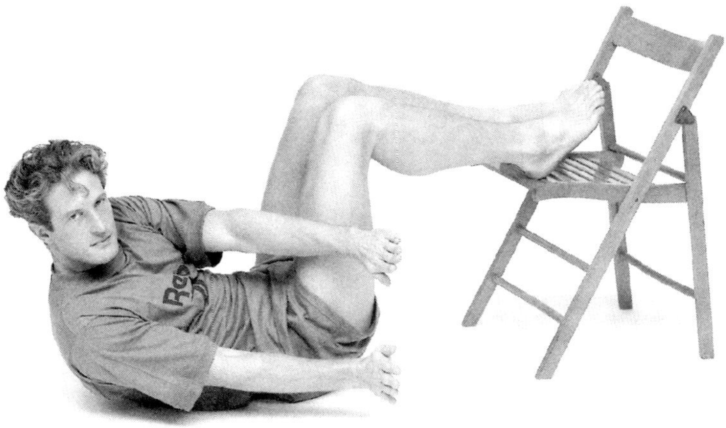

	Stufe 1	Stufe 2
Wdh.	6	10
Serien	1	2
Pause	–	60 sec

B 16 Schräge Bauchmuskulatur

Heben Sie den Kopf und eine Schulter von der Unterlage ab, und drücken mit einer Hand kräftig gegen das gegenüberliegende Knie.

Variationen:

- Führen Sie die Bewegung dynamisch aus, nur kurz in der Endposition verharren
- Halten Sie den abgehobenen Oberkörper für 3 bis 7 Sekunden

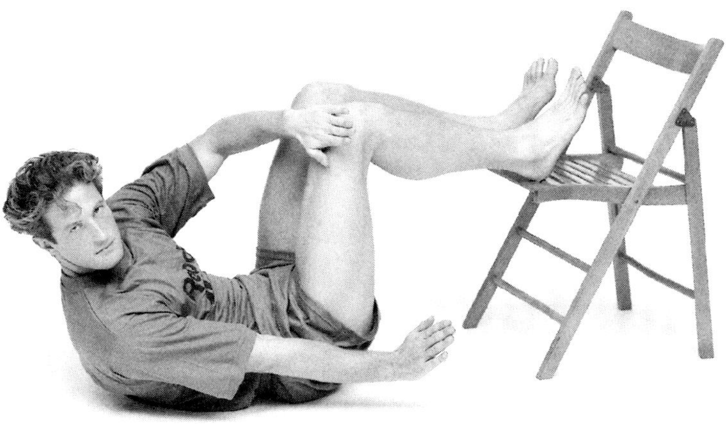

	Stufe 1	Stufe 2
Wdh.	6	8–10
Serien	1	2
Pause	–	60 sec

Heben Sie Kopf und Schultern vom Boden ab, und führen Sie Ellbogen und Knie zusammen.

Variationen:
- Führen Sie die Bewegung dynamisch aus
- Halten Sie die abgehobene Position für 3 bis 7 Sekunden
- Jeweils für einige Sekunden in einer oberen, mittleren und unteren Position bleiben
- Heben Sie verstärkt den Oberkörper an
- Ziehen Sie verstärkt die Beine zum Körper

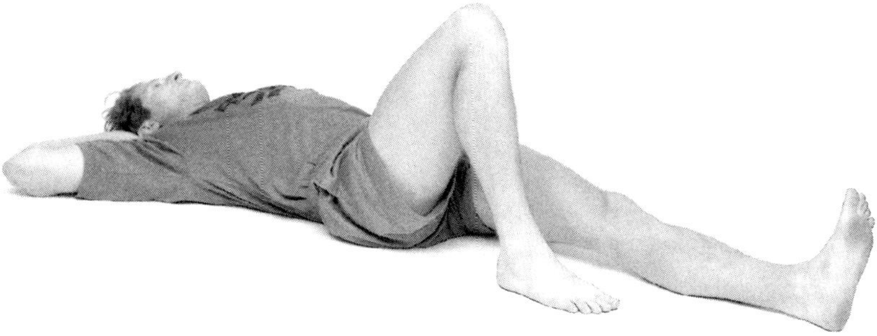

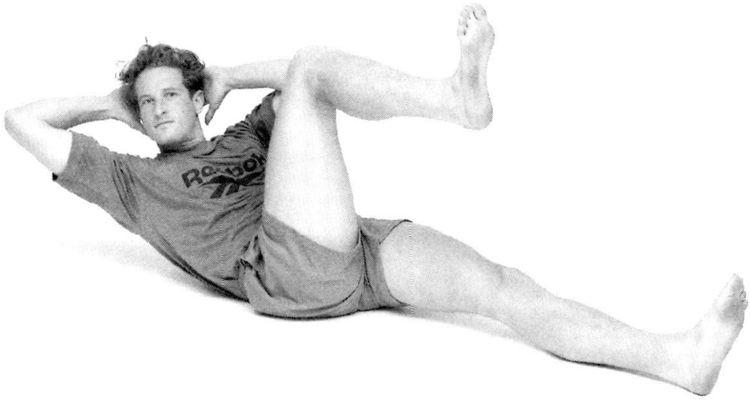

	Stufe 1	Stufe 2
Wdh.	6	8–12
Serien	1	2
Pause	–	60 sec

B 18 Schräge Bauchmuskulatur

Führen Sie mit einer einrollenden Bewegung den Ellbogen zum Knie.

Variationen:

- Führen Sie die Bewegung dynamisch aus
- Halten Sie den abgehobenen Oberkörper für 3 bis 7 Sekunden
- Jeweils für einige Sekunden in einer oberen, mittleren und unteren Position bleiben

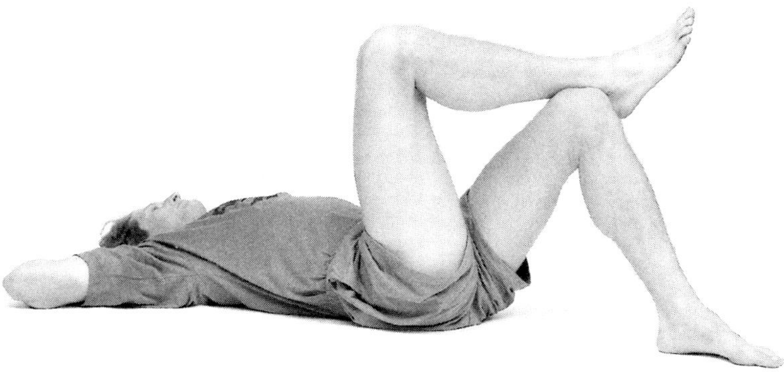

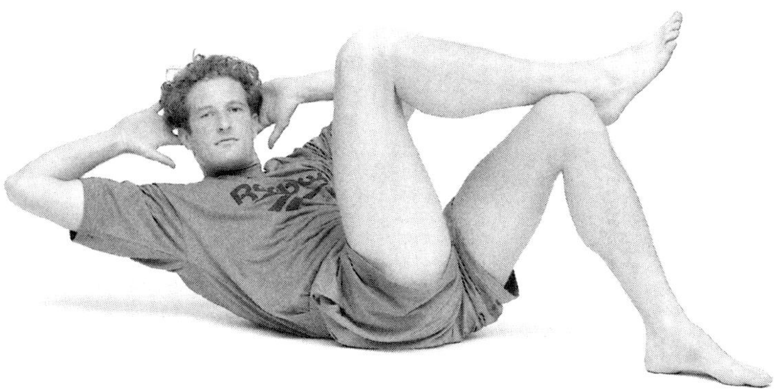

	Stufe 1	Stufe 2
Wdh.	6	8–12
Serien	1	2
Pause	–	60 sec

Heben Sie mit einer leichten Drehung Kopf und Schulter ab, und ziehen Sie den Ellbogen zum gegenüberliegenden Knie.

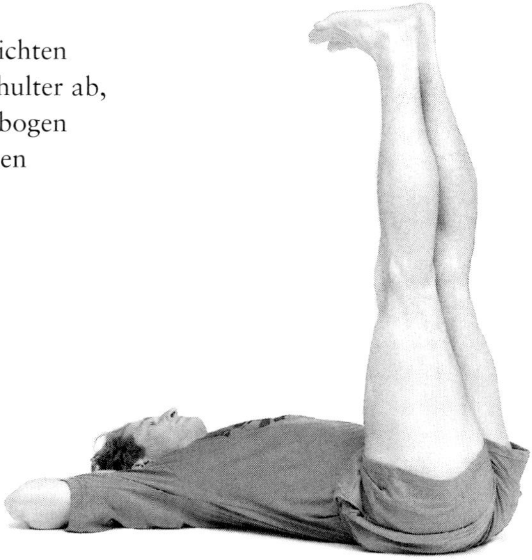

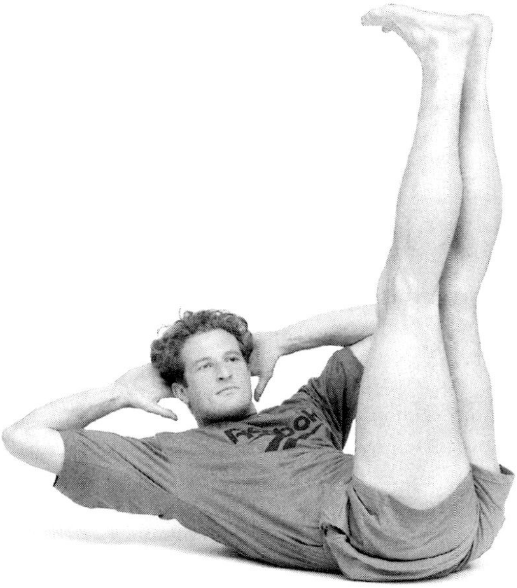

Variationen:

- Führen Sie die Bewegung dynamisch aus
- Halten Sie den abgehobenen Oberkörper für 3 bis 7 Sekunden
- Jeweils für einige Sekunden in einer oberen, mittleren und unteren Position bleiben

	Stufe 1	**Stufe 2**
Wdh.	4–6	6–12
Serien	1	2
Pause	-	60 sec

B 20 Gerade Bauchmuskulatur, Hüftbeugemuskulatur

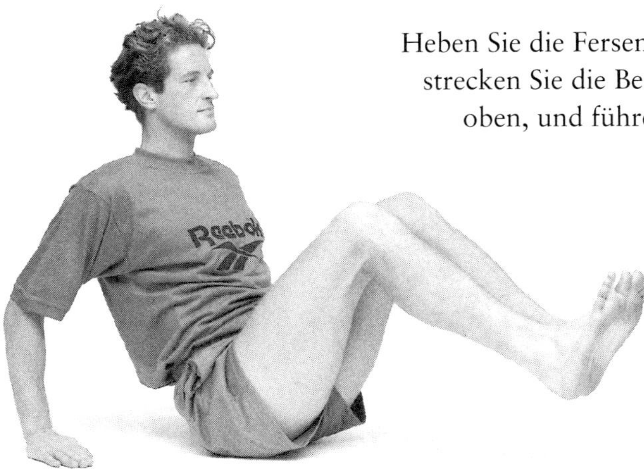

Heben Sie die Fersen vom Boden ab, strecken Sie die Beine nach schräg-oben, und führen Sie sie wieder zurück. Der Rücken bleibt gerade.

Variationen:

- Führen Sie die Bewegung dynamisch aus
- Halten Sie die gestreckte Position für 3 bis 7 Sekunden
- Jeweils für einige Sekunden in einer oberen, mittleren und unteren Position bleiben
- Nur die Fersen heben und senken
- Nur ein Bein strecken

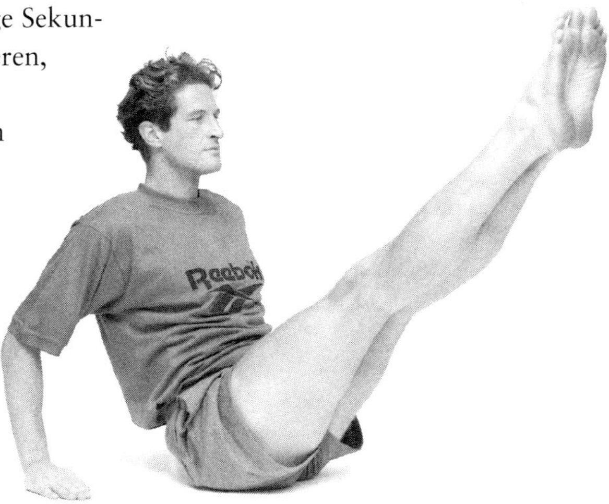

	Stufe 1	Stufe 2
Wdh.	6	8–12
Serien	1	2
Pause	-	60 sec

Heben Sie die gestreckten Beine nach vorn-oben ab. Halten Sie den Rücken gerade. Öffnen und schließen Sie die Beine.

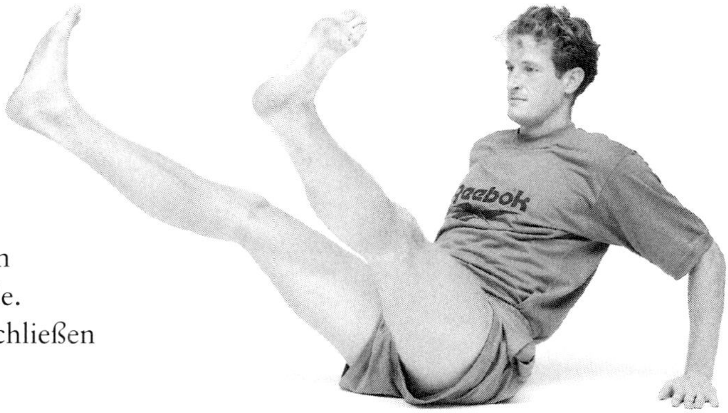

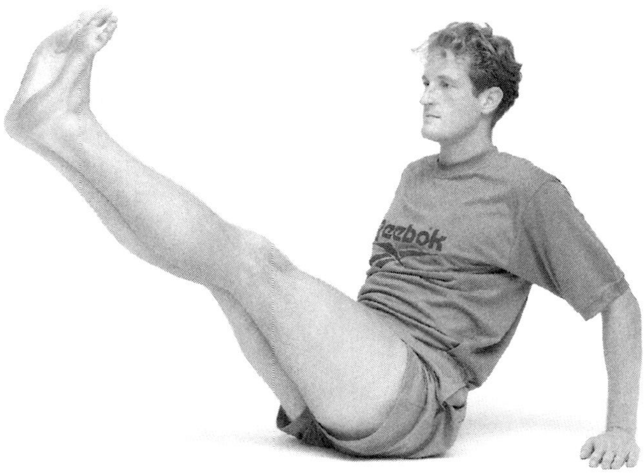

Variationen:

- Führen Sie die Bewegung dynamisch aus
- Halten Sie die gespreizte und die geschlossene Position für jeweils 3 bis 7 Sekunden
- Beim Schließen die Beine überkreuzen

	Stufe 1	**Stufe 2**
Wdh.	10	12–16
Serien	1	2
Pause	–	60 sec

B 22 Gerade Bauchmuskulatur, Hüftbeugemuskulatur

Beugen und strecken Sie abwechselnd die Beine; beide Beine sind ständig in der Luft (Radfahren). Halten Sie den Rücken gerade.

Variationen:

- Führen Sie die Bewegung dynamisch aus
- Halten Sie die Position für jeweils 3 bis 7 Sekunden
- Übung auch ohne Abstützen der Arme durchführen

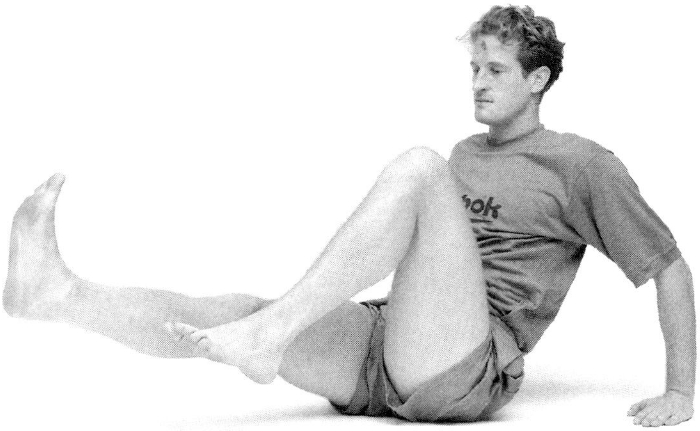

	Stufe 1	Stufe 2
Wdh.	8–10	10–14
Serien	1	2
Pause	–	60 sec

Führen Sie mit einer Drehung der Hüfte die Beine über den Stuhl.

Variationen:

- Führen Sie die Bewegung dynamisch aus
- Halten Sie die Position kurz über dem Boden für jeweils 2 bis 5 Sekunden

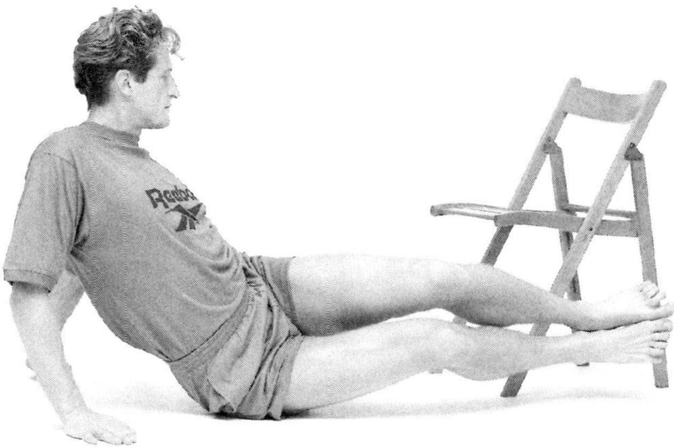

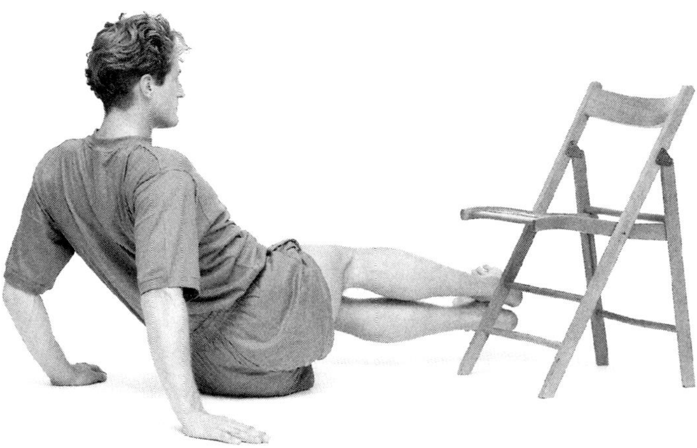

	Stufe 1	Stufe 2
Wdh.	6	8–12
Serien	1	2
Pause	–	60 sec

Der Bodytrainer:
TAILLE

T 1 Taille und Hüfte

Drehen Sie den Oberkörper langsam und gleichmäßig nach rechts und nach links; die Hüfte nicht mitdrehen. Verharren Sie für kurze Zeit in der Endposition.

Variation:

- Halten Sie die Endpositionen für jeweils 3 bis 7 Sekunden

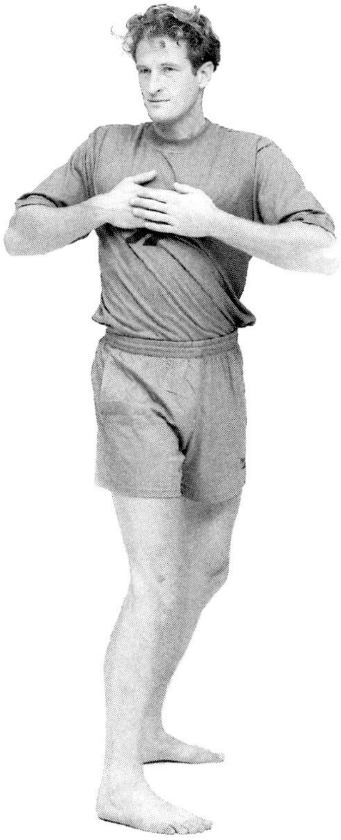

	Stufe 1	Stufe 2
Wdh.	10	14–18
Serien	1	2
Pause	–	60 sec

Strecken Sie mit einer leichten Seitneigung den oberen Arm; versuchen Sie den Arm so weit wie möglich zu strecken. Während der Übung behalten beide Füße jeweils vollständigen Bodenkontakt. Spüren Sie der Muskelspannung nach, und wechseln Sie erst dann die Seite.

Variationen:

- Führen Sie die Bewegung dynamisch aus
- In der Endposition mehrfach federn
- Halten Sie die jeweilige Endstellung für 4 bis 8 Sekunden

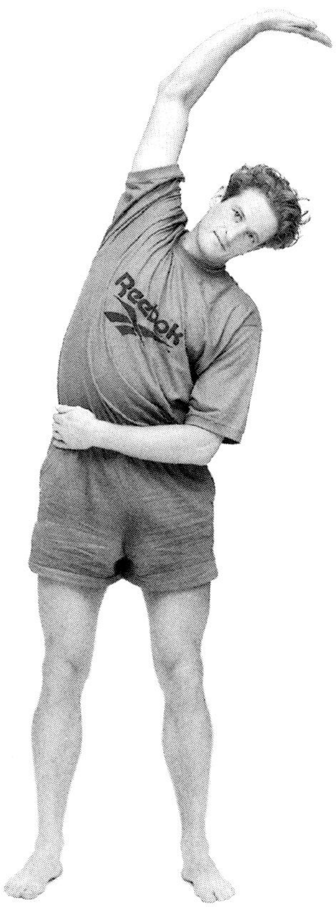

	Stufe 1	Stufe 2
Wdh.	12	14–18
Serien	1	2
Pause	–	60 sec

T 3 Taille und Hüfte

Im stabilen Stand fassen sich die nach oben gestreckten Hände über dem Kopf. Neigen Sie sich maximal weit zur Seite; verdrehen Sie nicht Ihren Oberkörper.

Variationen:

- Führen Sie die Bewegung dynamisch aus
- In der Endposition mehrfach federn
- Halten Sie die jeweilige Endstellung für 4 bis 8 Sekunden

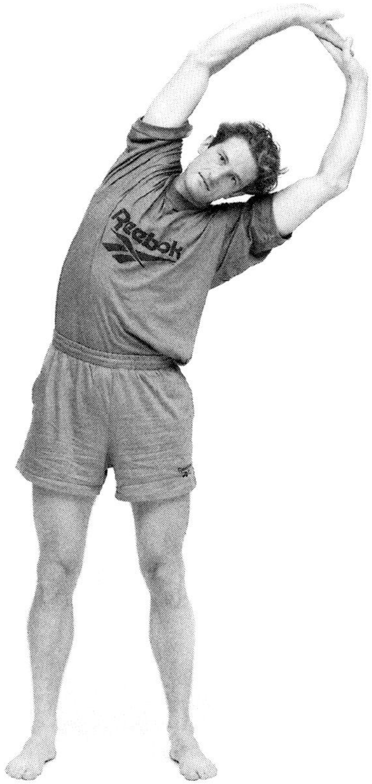

	Stufe 1	Stufe 2
Wdh.	10	12–14
Serien	1	2
Pause	–	60 sec

Neigen Sie den Oberkörper mit überkreuzten Beinen und gestreckten Armen zur Seite. Spüren Sie bewußt der Spannung nach. Dann die Seite wechseln.

Variationen:

- In der Endposition mehrfach geringfügig federn
- Halten Sie die jeweilige Endstellung für 4 bis 8 Sekunden

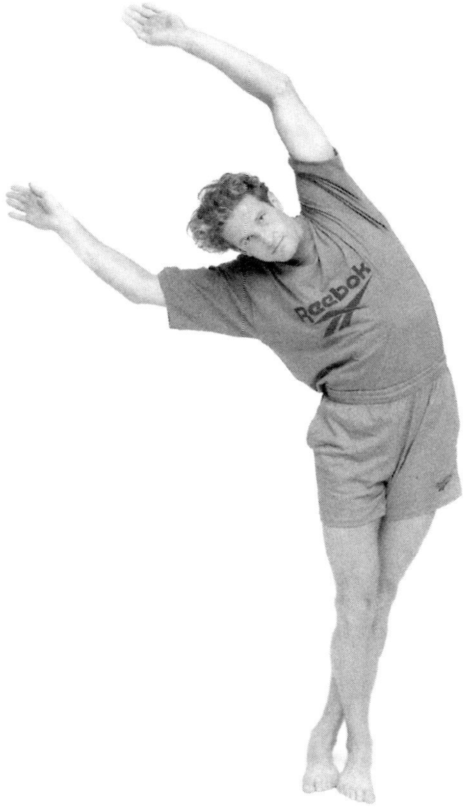

	Stufe 1	Stufe 2
Wdh.	8–10	10–12
Serien	1	2
Pause	–	60 sec

T 5 Taille und Hüfte

Heben Sie die Beine gestreckt und senkrecht nach oben an. Führen Sie sie wie Scheibenwischer nach rechts und links. Die Schultern behalten dabei immer Bodenkontakt.

Variationen:
- Führen Sie die Bewegung dynamisch aus
- In der Endposition mehrfach federn
- Für 3 bis 5 Sekunden in der seitlichen Stellung bleiben
- Jeweils für einige Sekunden in der oberen, einer mittleren und einer unteren Position bleiben

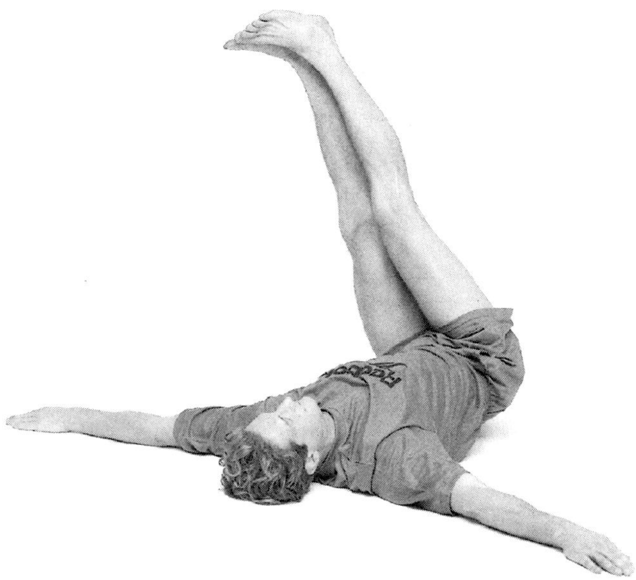

	Stufe 1	Stufe 2
Wdh.	10	12–14
Serien	1	2
Pause	–	60 sec

Bringen Sie mit einer leichten Drehung in der Hüfte die geschlossenen und gebeugten Beine nach seitlich-unten und wieder zurück.

Variationen:

- Führen Sie die Bewegung dynamisch aus
- In der Endposition mehrfach federn
- Für 3 bis 5 Sekunden in der seitlichen Stellung bleiben
- Jeweils für einige Sekunden in der oberen, einer mittleren und einer unteren Position bleiben

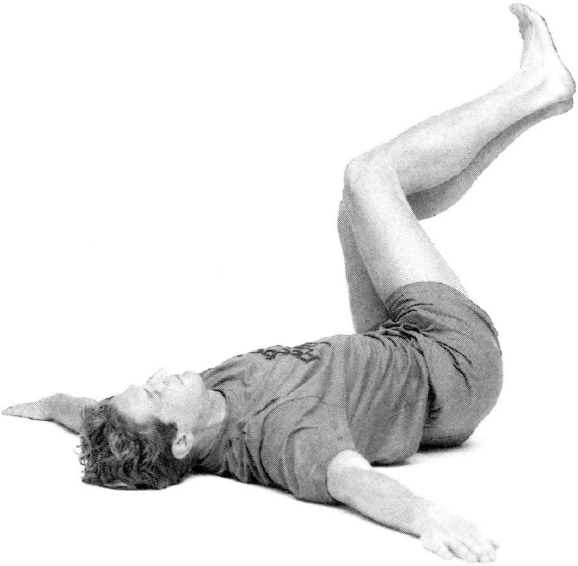

	Stufe 1	Stufe 2
Wdh.	10	12–14
Serien	1	2
Pause	–	60 sec

Heben Sie die Beine ab, beugen Sie sie zum Körper hin an, und strecken Sie sie wieder.

Variationen:

- Führen Sie die Bewegung dynamisch aus
- Jeweils für einige Sekunden in der gebeugten und der gestreckten Beinstellung bleiben

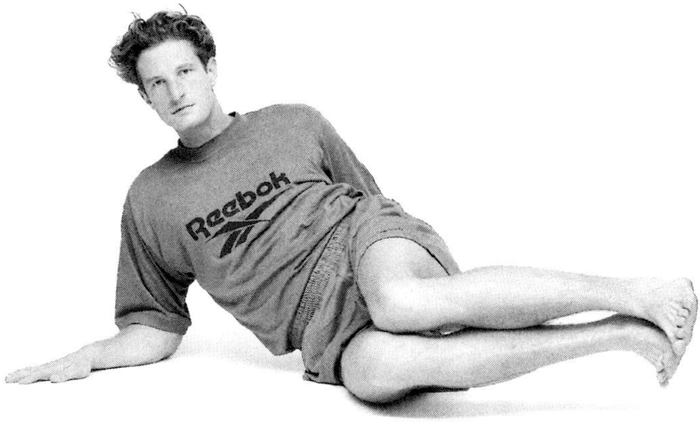

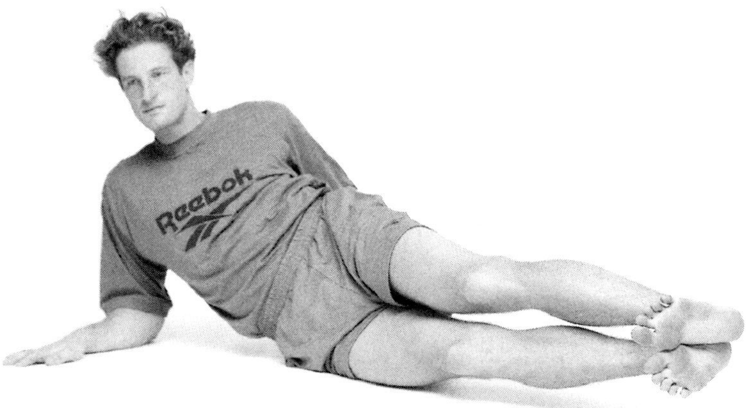

	Stufe 1	Stufe 2
Wdh.	8	10–14
Serien	1	2
Pause	-	60 sec

Heben Sie beide Beine einige Zentimeter geschlossen vom Boden ab.

Variation:

- Federn Sie einige Male in der abgehobenen Stellung mit den Beinen

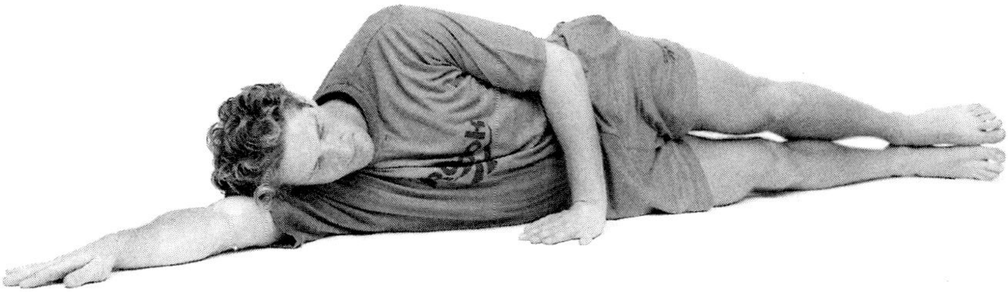

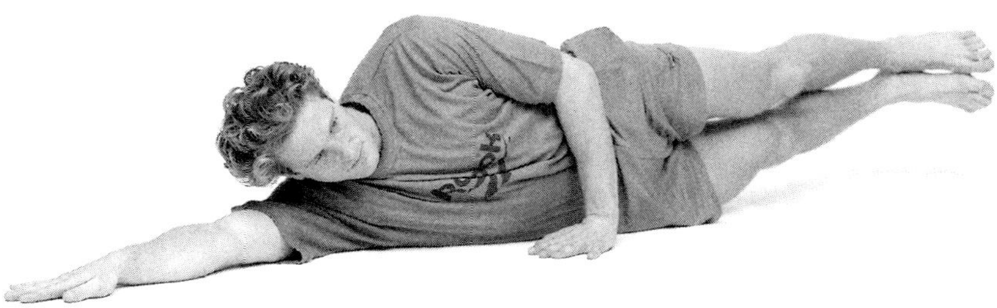

	Stufe 1	Stufe 2
Wdh.	6	8–12
Serien	1	2
Pause	–	60 sec

T 9 Taille und Hüfte

Heben Sie die gestreckten Beine vom Boden ab. Nähern Sie die Hand durch seitliches Aufrichten des Oberkörpers dem Fuß an. Der andere Arm stützt immer gestreckt.

Variationen:
- Für einige Sekunden in der Endposition bleiben
- In der Endposition beide Beine seitlich abheben

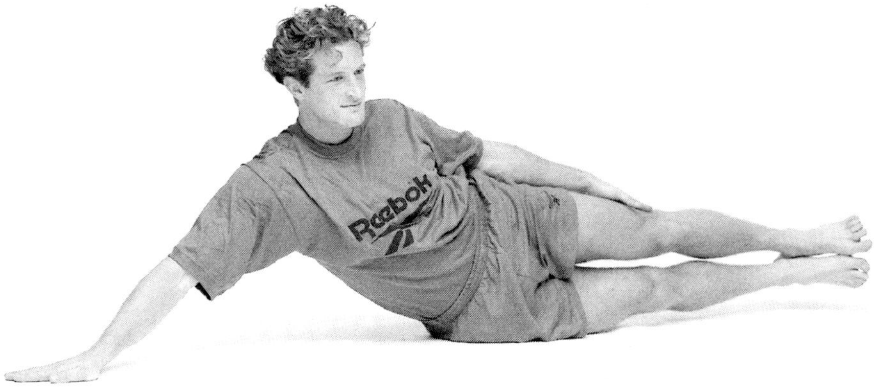

	Stufe 1	Stufe 2
Wdh.	6	8–12
Serien	1	2
Pause	–	60 sec

Beugen Sie ein Bein im Knie leicht, und schlagen Sie es über das andere Bein. Beide Arme sind in Richtung des Fußes gestreckt. Heben Sie Ihren Oberkörper leicht an, und senken Sie ihn wieder ab.

Variationen:

- Für einige Sekunden in der Endposition bleiben
- Jeweils für einige Sekunden in der oberen, der mittleren und der unteren Position bleiben
- Beide Beine anwinkeln und Oberkörper abheben

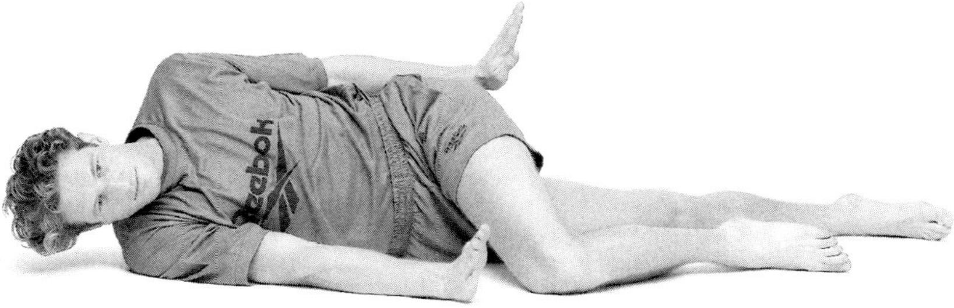

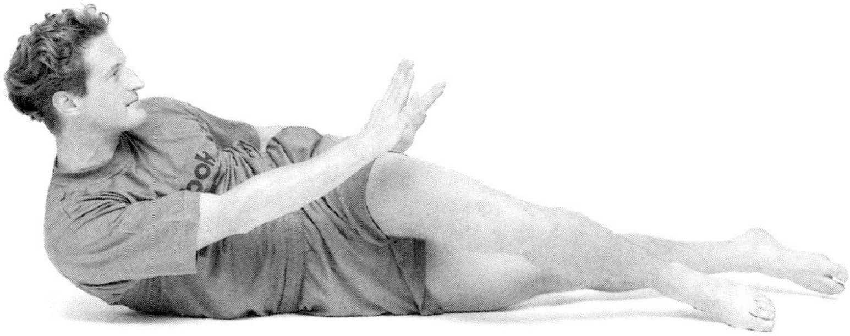

	Stufe 1	Stufe 2
Wdh.	6	8–12
Serien	1	2
Pause	–	60 sec

Heben Sie Ihr Becken vom Boden, und senken Sie es wieder. In der Endposition den Arm nach oben heben.

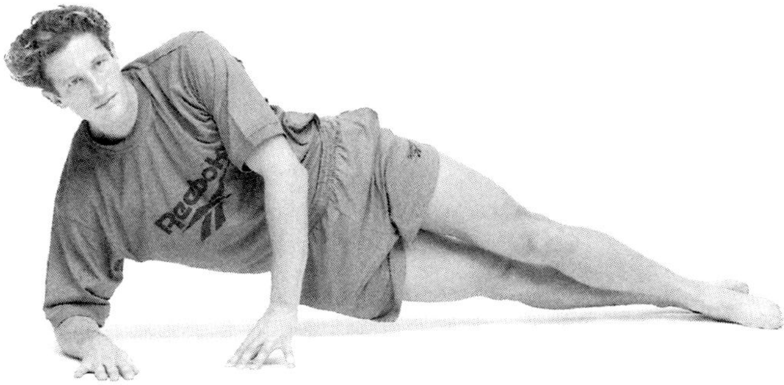

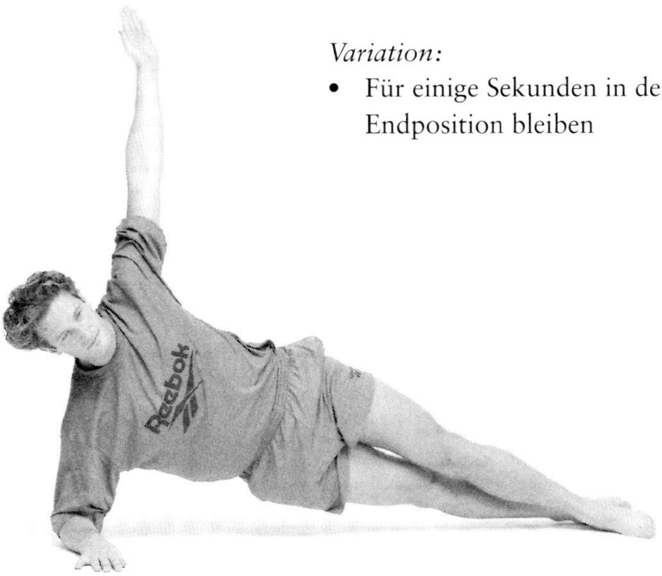

Variation:

- Für einige Sekunden in der Endposition bleiben

	Stufe 1	Stufe 2
Wdh.	6	8–12
Serien	1	2
Pause	–	60 sec

Der Bodytrainer:

RÜCKEN

RÜCKEN

Das beste Trainingsprogramm für den Bauch bringt nicht den optimalen Erfolg, wenn Sie die Rückenmuskulatur vernachlässigen. Die Bauchmuskulatur funktioniert nur im ausgeglichenen Zusammenspiel mit der Rückenmuskulatur. Die Kräftigung der Rückenmuskulatur beugt einem Kräfteungleichgewicht zwischen Bauch- und Rückenmuskulatur vor, lindert, falls vorhanden, Rückenbeschwerden und verbessert Ihre Körperhaltung. Je nach Übung werden neben der Rückenmuskulatur auch andere Muskelgruppen beansprucht.

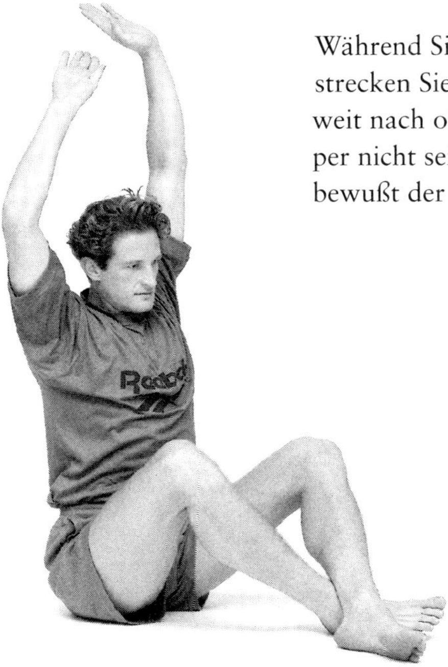

Während Sie den einen Arm leicht beugen, strecken Sie den anderen Arm maximal weit nach oben. Kippen Sie den Oberkörper nicht seitlich ab; spüren Sie ganz bewußt der Muskelspannung nach.

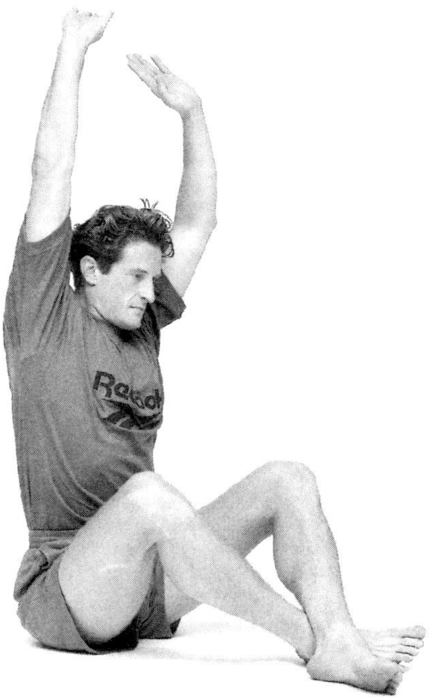

Variation:

- In der jeweiligen Endstellung für einige Sekunden bleiben

	Stufe 1	Stufe 2
Wdh.	4–6	8–12
Serien	1	2
Pause	–	60 sec

R 2 Rückenmuskulatur

Drehen Sie den vollkommen gestreckten Oberkörper langsam-kontrolliert nach links und nach rechts.

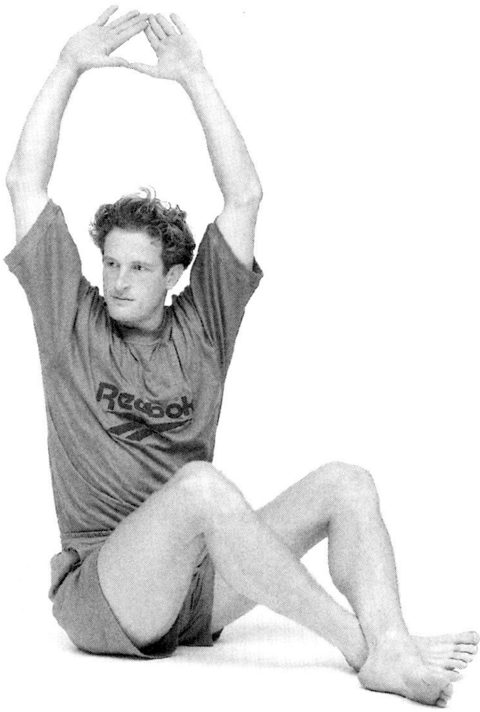

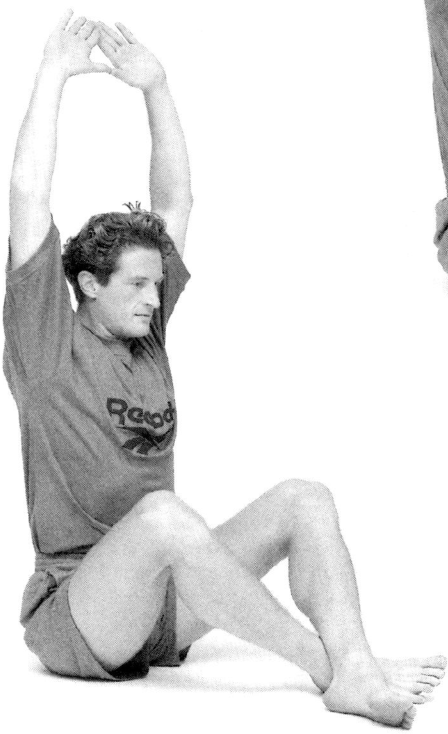

Variation:

- Für einige Sekunden in der Endstellung bleiben

	Stufe 1	Stufe 2
Wdh.	6	8–12
Serien	1	2
Pause	–	60 sec

Heben Sie den Oberkörper ab, und führen Sie die Arme abwechselnd nach vorn und nach hinten. Versuchen Sie ganz besonders viel Spannung im Po aufzubauen.

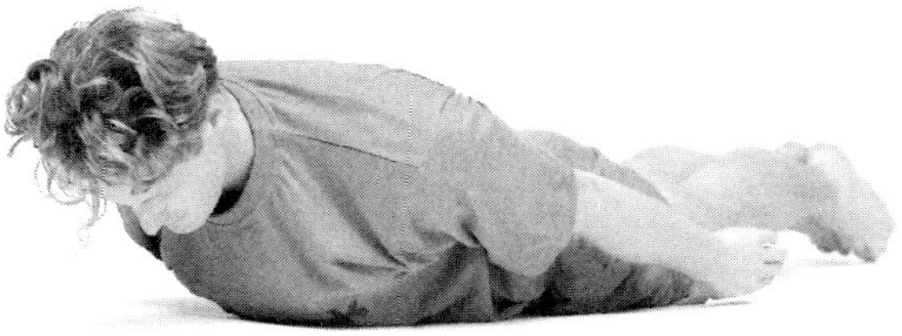

Variation:

- Für einige Sekunden in der Endstellung bleiben

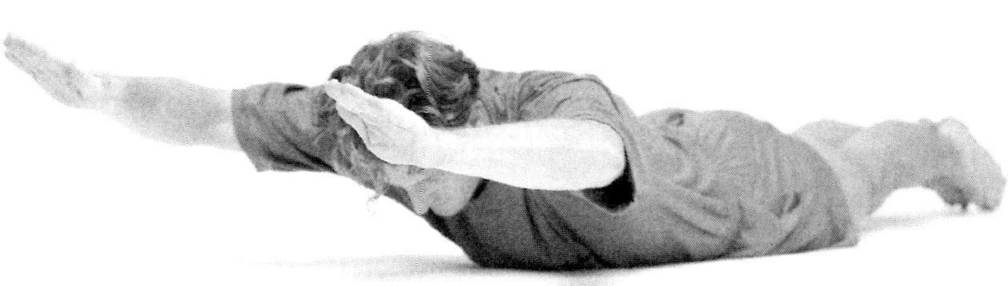

	Stufe 1	Stufe 2
Wdh.	6	8–12
Serien	1	2
Pause	–	60 sec

Heben Sie zusammen mit dem Oberkörper ein Bein an.

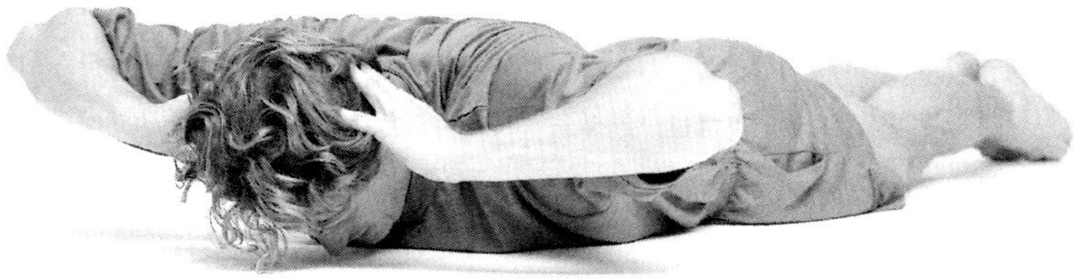

Variationen:

- Für einige Sekunden in der Endstellung bleiben
- Das abgehobene Bein in der Hüfte ein- und ausdrehen

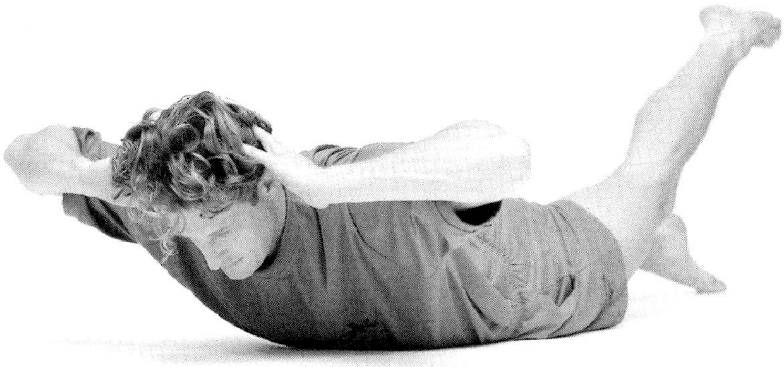

	Stufe 1	Stufe 2
Wdh.	4–6	8–12
Serien	1	2
Pause	–	60 sec

Heben Sie zusammen mit dem Oberkörper ein Bein an, und strecken Sie den gegengleichen Arm nach vorn.

Variation:

- Für einige Sekunden in der Endstellung bleiben

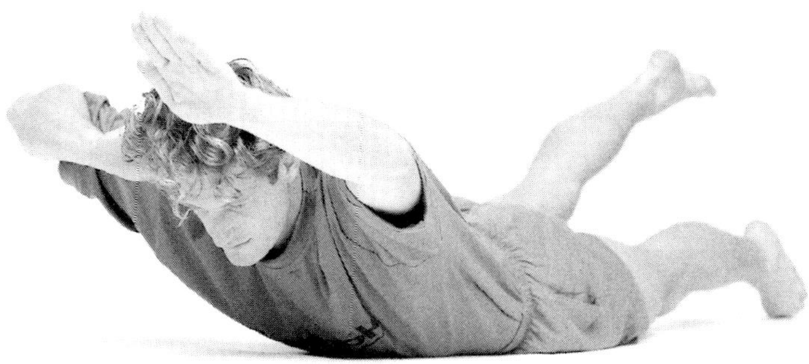

	Stufe 1	Stufe 2
Wdh.	4–6	8–12
Serien	1	2
Pause	–	60 sec

R 6 Rückenmuskulatur

Winkeln Sie ein Bein an. Die Arme sind in Verlängerung des Körpers gestreckt. Heben Sie beide Arme und den Oberkörper leicht an, und bleiben Sie für einige Sekunden in dieser Position.

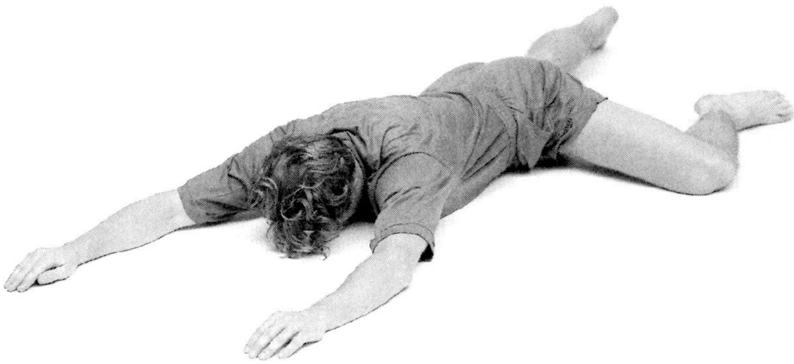

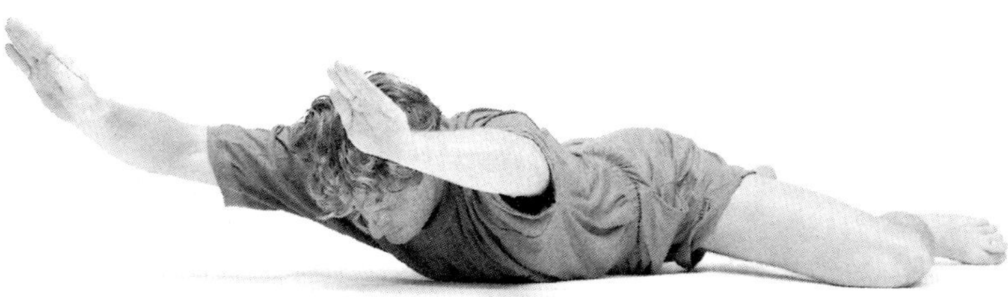

	Stufe 1	Stufe 2
Wdh.	4–6	6–8
Serien	1	2
Pause	–	60 sec

Heben Sie mit geradem Rücken den Oberkörper knapp über eine waagerechte Position an, und senken Sie ihn wieder ab.

Variationen:

- Für einige Sekunden in der Endstellung bleiben
- Den abgehobenen Körper langsam und kontrolliert nach links und nach rechts drehen

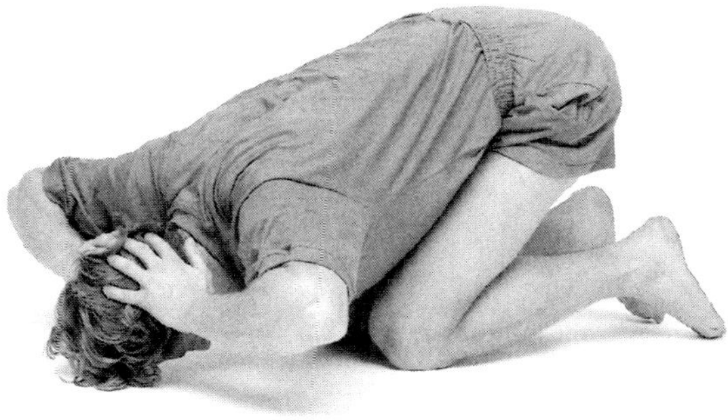

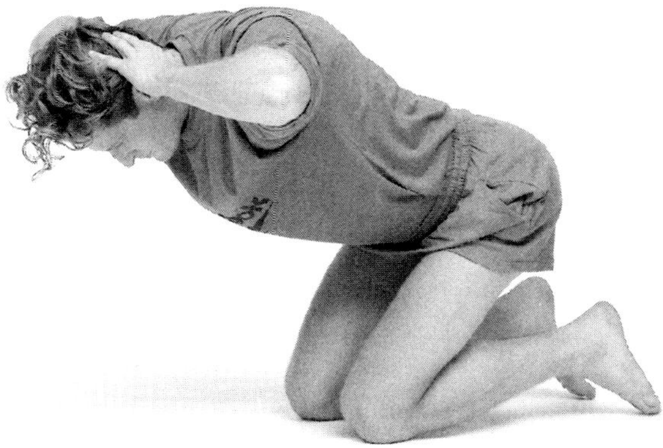

	Stufe 1	Stufe 2
Wdh.	4–6	6–8
Serien	1	2
Pause	–	60 sec

R 8 Rückenmuskulatur

Stellen Sie ein Bein gebeugt auf. Heben Sie das andere Bein gestreckt vom Boden ab, und beugen und strecken Sie es.

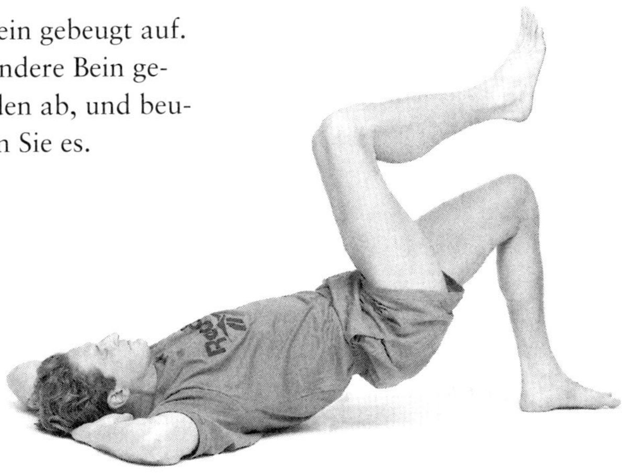

Variation:

- Für einige Sekunden in der Ausgangs- und der Endposition verharren

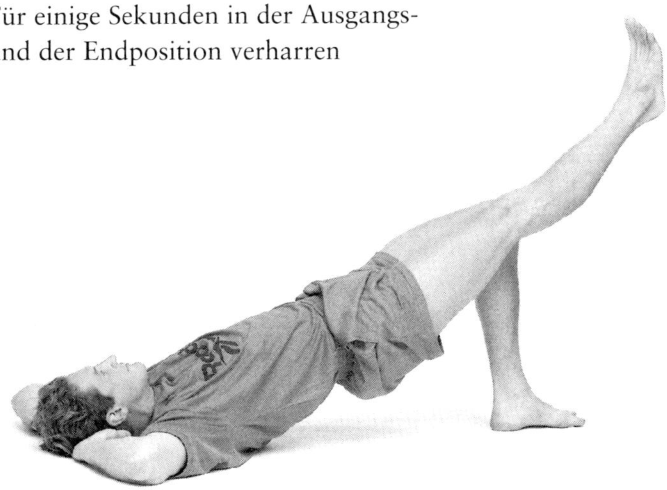

	Stufe 1	**Stufe 2**
Wdh.	4–6	6–10
Serien	1	2
Pause	–	60 sec

Cool-down

COOL-DOWN

Um sich nach dem sicher recht anstrengenden Training geistig und körperlich zu regenerieren, sollten Sie die Cool-down-Übungen immer durchführen.

Sie dienen zur Erholung und zum Ausschwemmen von Stoffwechselprodukten und dürfen auf keinen Fall mit einer so hohen Intensität durchgeführt werden, daß Sie sich anschließend erschöpft und müde fühlen. Erholen Sie sich während der Übungen!

Hören Sie, besonders während der entspannenden Dehnübungen, in Ihren Körper hinein. Beenden Sie das **Bodytrainer**-Programm so, daß Sie schon Lust auf das nächste Mal verspüren.

Strecken Sie sich. Machen Sie sich für einige Sekunden so lang wie möglich! 3mal.

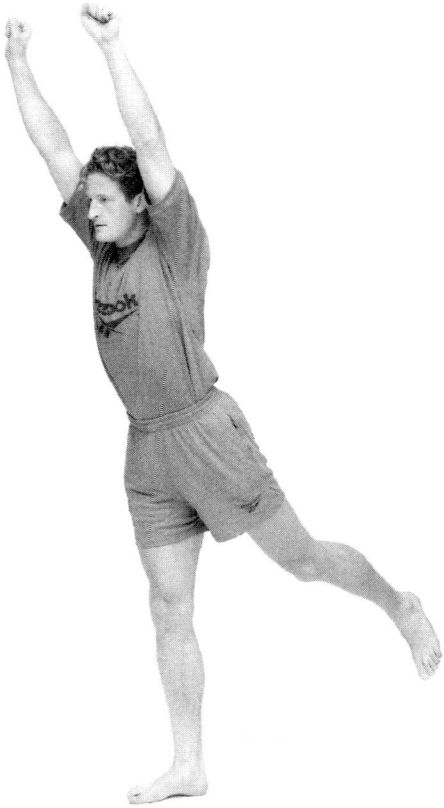

Strecken Sie einen Arm nach oben, und neigen Sie sich wechselnd zur rechten und zur linken Seite. Machen Sie sich so lang wie möglich! 8mal.

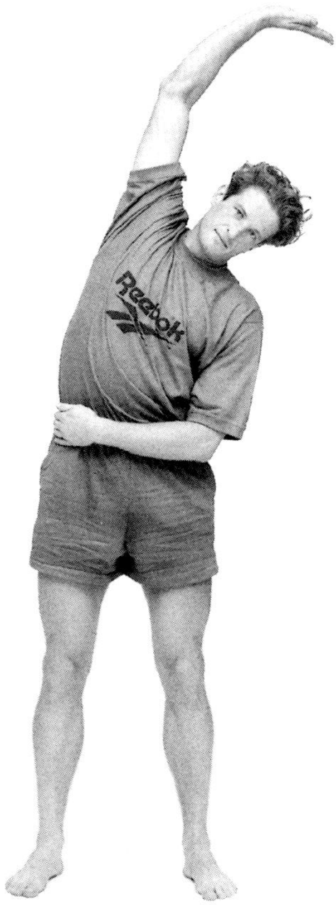

In der Schrittstellung, rechtes Bein nach vorn gestellt, heben Sie Ihren rechten Arm; gleichzeitig bringen Sie Ihren linken Arm nach hinten. Strecken Sie ganz bewußt Ihren Rücken. Wechsel. 10mal.

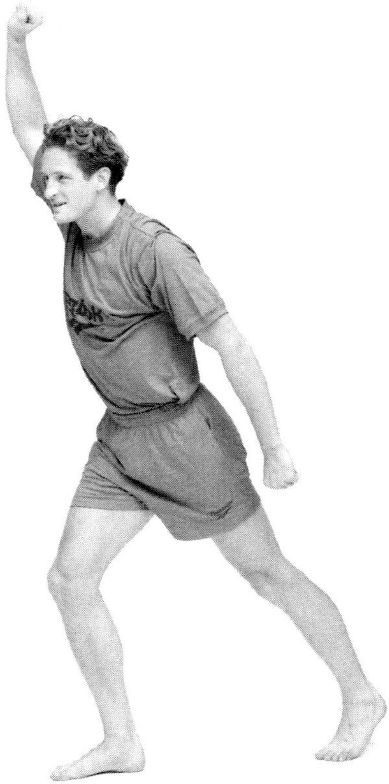

Strecken Sie Ihre Arme, heben Sie Ihr Gesäß an, und rutschen Sie mit dem Oberkörper etwas nach vorn. Spüren Sie ganz bewußt der Dehnung in Brust, Armen und Schultern nach.

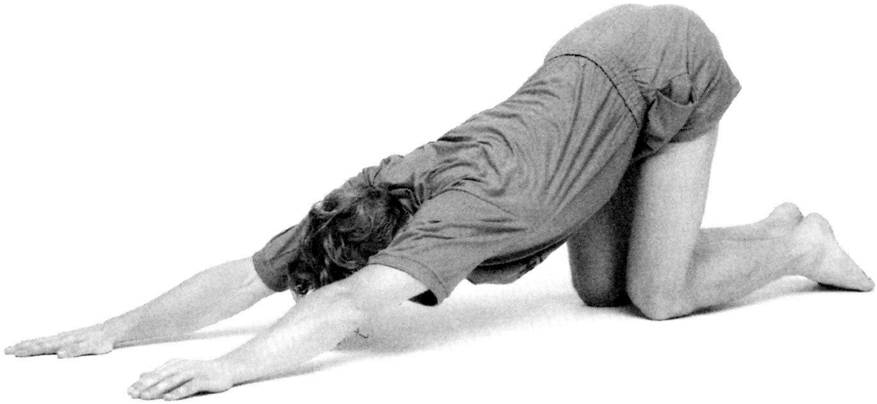

Ziehen Sie die Beine maximal zum Körper. Umfassen Sie die Schienbeine, und ziehen Sie den Kopf zu den Knien. Verbleiben Sie für einige Zeit in dieser Stellung; spüren Sie ganz bewußt die entspannende Wirkung dieser Übung.

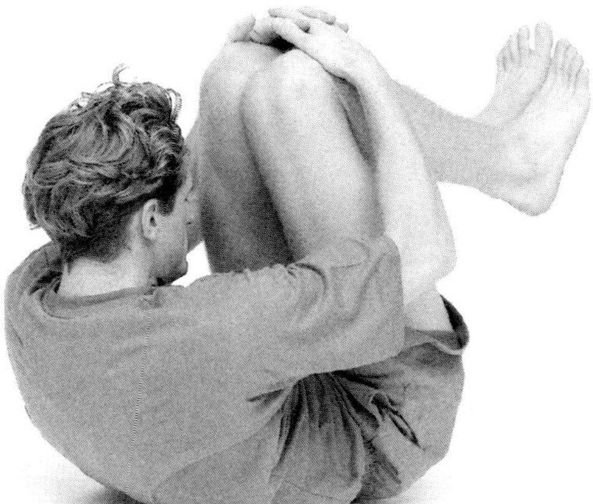

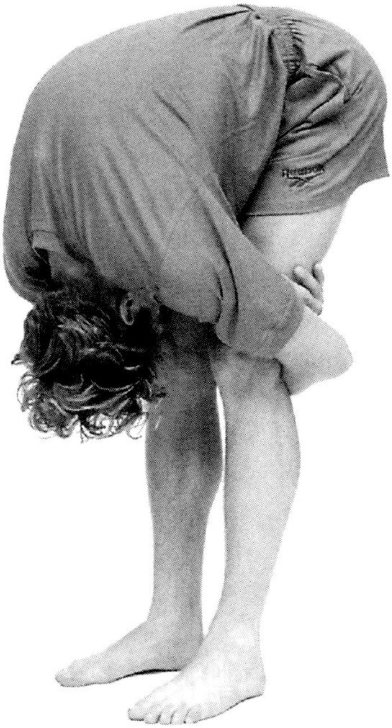

Die Programme

Bodytrainer – Stufe 1

Warm-up
1
2
3
9
12

Dehnungen/Stretching
2
5
8
9
10

Bodytrainer Bauch
1
11
12
14
17
22

Bodytrainer Taille

1

3

Bodytrainer Rücken

1

3

7

Cool-down

4

5

Bodytrainer – Stufe 2

Warm-up
1
3
5
8
11

Dehnungen/Stretching
3
4
5
7
8

Bodytrainer Bauch
2
4
6
9
10
13
16
19

Bodytrainer Taille/Hüfte

4

5

6

Bodytrainer Rücken

2

5

6

Cool-down

3

4

5

Bodytrainer – Büroprogramm

Das Büroprogramm ist gegenüber dem Programm 1 und 2 verkürzt; es nimmt darauf Rücksicht, daß man sich im Büro nicht auf den Boden legt.

Warm-up

10

Dehnungen/Stretching

3

10

Bodytrainer Taille/Hüfte

1

3

4

Bodytrainer Rücken

1 (auf Stuhl sitzend)

2 (auf Stuhl sitzend)

Cool-down

1 (am Schreibtisch, auf Stuhl sitzend)

3 (am Schreibtisch, auf Stuhl sitzend)

4 (am Schreibtisch, auf Stuhl sitzend)

Die Autoren

Sabine Letuwnik, Jahrgang 1963, ist staatlich geprüfte Gymnastiklehrerin. Nach ihrer Ausbildung sammelte sie als Fitneßtrainerin zwei Jahre Erfahrungen im Ausland. Nach Deutschland zurückgekehrt, war sie als Geschäftsführerin in einem Frauen-Fitneß-Studio tätig, bevor sie sich mit einem Frauenstudio selbständig machte. Sabine Letuwnik ist Mutter zweier Kinder, sie hat inzwischen mehrere Sportbücher publiziert.

Dr. phil. Jürgen Freiwald, Jahrgang 1957, ist Sportwissenschaftler und arbeitet an der orthopädischen Universitätsklinik in Frankfurt. Er beschäftigt sich seit vielen Jahren besonders mit präventiven und rehabilitativen Maßnahmen in Sport und Medizin. Als Inhaber eines Fitneß- und Gesundheitszentrums konnte er viele praktische Erfahrungen sammeln. Neben vielen wissenschaftlichen Veröffentlichungen hat er eine Anzahl von Büchern zu Sport- und Fitneßthemen publiziert.

Buchtips aus der rororo-Sportreihe

Marion Appel-Schiefer «Bodytrainer Schwangerschaft. Fit für zwei durch Bewegung und Entspannung» (19461)

Berend Breitenstein/Michael Hamm «Bodybuilding. Erfolgreich, natürlich, gesund» (19426)

Jürgen Feiwald «Aufwärmen im Sport. Übungen für Vorbereitung und Cool-Down» (18642)

Erika Groos/Dorothee Rothmaier «Ausdauertraining. Neue Aerobics von 20 bis 70» (18693)

Jack Heggie «Besser laufen. Das 30-Tage-Programm» (18664)

Hans-Dieter Kempf «Trainigsbuch Fitnessball. Gesunder Körper – gesunder Rücken» (19464)

Hans-Dieter Kempf/Frank Schmelcher/Christian Ziegler «Trainigsbuch Thera-Band. Das Programm für Fitness und Gesundheit» (19452)

Karl-Peter Knebel «Fitnessgymnastik. Körpertraining für jeden» (18636)

Karl-Peter Knebel «Funktionsgymnastik. Dehnen, Kräftigen, Entspannen» (17628)

Otti Krempel «Problemzonen-Gymnastik. Das Programm für eine Top-Figur» (19411)

Sabine Letuwnik «Bodytrainer Bauch, Taille, Hüfte. Das 10-Minuten-Programm» (19407)

Sabine Letuwnik «Bodytrainer Brust und Arme. Das 10-Minuten-Programm» (19408)

Sabine Letuwnik «Bodytrainer Po und Beine. Das 10-Minuten-Programm» (19409)

Sabine Letuwnik/Jürgen Freiwald «Bodytrainer für Männer: Fit von Kopf bis Fuß» (19439)

Sabine Letuwnik/Jürgen Freiwald «Der Rückentrainer. Vorbeugen mit dem Aktivprogramm» (19413)